A Study on How Mass Media
Communication Affect the
Doctor-patient Relationship

媒体传播对医患关系
影响研究

阳欣哲 著

上海交通大学出版社

内容提要

本书关注的是我国社会的热点话题——医患关系，以医疗新闻报道内容、受众对医患关系的态度和当前医疗事业的客观现实为主要研究对象，探索媒体传播对我国医患关系的影响，并挖掘影响我国受众医患关系态度的各种因素。通过对受众的调查，了解受众对医患关系的认知和态度，厘清媒体报道对我国医患关系的影响；结合抽样分析以医院为主要对象的新闻报道，梳理总结其特点；并与医疗事业客观现实进行对比，从传播学的角度为改善我国医患关系提供一定的学理依据和实践指导。

本书适合传播学、公共关系学和医学研究者，以及对传播和医患关系感兴趣的人士。

图书在版编目（CIP）数据

媒体传播对医患关系影响研究/阳欣哲著. —上海：
上海交通大学出版社，2022.10
ISBN 978-7-313-22745-4

Ⅰ.①媒… Ⅱ.①阳… Ⅲ.①传播媒介—影响—医院
—人间关系—研究—中国 Ⅳ.①R197.322

中国版本图书馆 CIP 数据核字（2019）第 300782 号

媒体传播对医患关系影响研究
MEITI CHUANBO DUI YIHUAN GUANXI YINGXIANG YANJIU

著　者：阳欣哲				
出版发行：上海交通大学出版社		地　址：上海市番禺路 951 号		
邮政编码：200030		电　话：021-64071208		
印　制：上海景条印刷有限公司		经　销：全国新华书店		
开　本：710mm×1000mm　1/16		印　张：11.25		
字　数：176 千字				
版　次：2022 年 10 月第 1 版		印　次：2022 年 10 月第 1 次印刷		
书　号：ISBN 978-7-313-22745-4				
定　价：58.00 元				

前　言

医疗是与每个人息息相关的事情，由于医疗资源的稀缺、各地发展不平衡等导致的医患关系紧张的话题一直为学界和业界关注。本书以新闻媒体在医患关系态度形成中的作用为切入点，将传播学中的虚拟环境理论、涵化理论、新闻学习理论和新闻依赖理论，以及心理学中态度的形成和改变理论作为研究的基本理论框架，分别采用资料分析法、内容分析法、文本分析法、问卷调查法等社会学研究方法进行操作，同时用社会学研究统计软件 SPSS11.0 对数据进行统计和分析。

具体而言，首先，在上海市抽取了 320 名 20 岁以上（含 20 岁）的居民作为研究对象，采用问卷调查法，通过问卷数据分析医院形象在受众心目中的观念现实（perceived reality），研究他们对医院的认知、态度以及因此导致的行为，分析影响观念现实的因素，旨在考查新闻报道在建立医患关系过程中的作用，同时将大众媒体的影响和人际传播的影响进行对比分析；其次，根据问卷调查中的结果，选取我国三大门户网站上的新闻内容作为分析对象，采取周抽样的方式抽取 2011 年全年国内媒体对医院的报道内容，综合运用 ROST 软件进行文本分析以及内容分析的方法，全面概括我国当前医疗新闻报道的特点，即符号现实（symbolic reality），尤其对以医患交流为主题的新闻特别关注；再次，通过资料分析的方法，综合卫生部年鉴、中国消费者协会等相关数据，掌握我国医院客观形象的社会现实（social reality）；最后，对比社会现实、符号现实和观念现实，从而分析在受众对医患关系的态度形成和改变过程中，媒体报道内容、受众个人特征和社会文化内部的影响因素。

本书的创新之处主要在于从大众传播学和心理学的角度关注医患关系，采取实证研究的方法，对当前我国媒体对医院的报道以及这些报道在态度的产生和形成过程中产生的影响进行了研究，这与现有的大部分研究成果不同。具体而言，本书的创新之处在于：

在研究方法上，本书采取实证研究的方法，从媒体内容和受众研究两个方面进行分析探索。现有相关研究多为医学院校的研究人员采用思辨的方法进行的研究，少量的实证研究也只是针对媒体报道或受众调查的某一个方面。

在研究对象上，本书的研究对象是大众媒体的内容，旨在了解大众媒体内容对医患关系态度的影响，而国内外的相关研究多是从医患沟通的人际传播效果角度进行研究。

本书首次梳理和比较了我国卫健委、消费者协会等部门的统计数据，并对其进行趋势分析，廓清当前我国医院的"社会真实"情况。

本书综合传播学理论和心理学理论构建主要的理论框架，将我国医院的现状、媒体报道、受众态度对应为"社会真实""符号真实"和"观念真实"，并将三者视为一个既分又合的整体，对三者的关系进行科学检验，挖掘影响"观念真实"的媒体因素、个人因素以及社会因素。

本书是在笔者的博士论文的基础上修改完善而成的，随着社会的发展以及人民媒介素养和医学素养的提高，医患关系必然面临着一些全新的挑战。

在完善本书的过程中，笔者重新审视了媒体报道和医患关系的互动，增补了对当下我国医疗资源的发展情况和医患关系的现状梳理。但本书中研究的开展时间乃是 2012 年，医疗新闻报道也多是以大众媒体上的文本为研究对象，而在新媒体、自媒体飞速发展的今天，这些技术和媒介形态的革新，将以何种方式、在何种程度上影响医疗新闻的生产、传播以及医患关系的发展，仍将是一个值得深入研究的问题。

目　录

第一章
媒体与医患关系

本章介绍了研究背景和意义、研究目的和问题、研究流程和框架。研究基于当前我国社会紧张的医患关系，以及新闻媒体监测环境、引导舆论的功能，提出研究问题。

第一节　我国医患关系现状

随着中国社会向社会主义民主政治、社会主义市场经济的现代社会转型，公众的法律意识在不断强化，患方在医疗活动中越来越注意保护自己的健康权和其他正当权利，医患关系从施与受的关系向更加平等的民事关系转化，加上公众的健康服务需求和医疗消费能力不断提高，医疗纠纷逐年增加，[①] 医患关系不甚乐观，媒体上关于医患纠纷的报道屡见不鲜，医闹事件在全国各地时有发生，医患之间互不信任、互相提防，关于两者关系的问题及探讨成为社会的热点话题。

一些医患纠纷虽未导致直接的恶性后果，但产生了恶劣的社会影响，引发全社会对医患关系的讨论和关注。如 2006～2009 年闹得沸沸扬扬的"北大医院医患纠纷"（"北大医院"为"北京大学第一医院"的简称），2005 年 12 月，北京大学第一医院心血管病研究所研究员熊卓为，因长期

[①] 杨练武．关于设立医疗纠纷仲裁机制的几个问题［J］．中国医学伦理学，2003，16（3）：49-50.

伏案工作，到北大医院拍片发现腰椎出现轻度滑脱，经诊断之后需要尽快手术。2006 年 1 月 31 日，手术后的第七天，北大医院宣布，熊卓为因发生术后并发肺栓塞，抢救无效死亡。其夫王建国同是北大教授，自 2007 年 10 月起，王建国三年间四处奔走，控告北大医院纵容实习生"非法行医"，并治死其老伴。最终，法院判定北大医院的医疗过失造成熊卓为死亡的损害后果，判令北大医院承担民事损害赔偿责任，但在民事诉讼中对治疗医师"非法行医"问题并未下结论。此事引起了媒体的多方报道，中央电视台在《经济半小时》节目中以"北大教授为何死在北大医院"为题做了专题报道，更多的媒体为自己的报道取名为"北大教授惨死北大医院""学生无证行医屡杀人"等，并在文中多用"离奇""难以置信""治死"等词语，一时引起众议。

又如"深圳缝肛门事件"，2010 年 7 月 23 日深圳一名孕妇在凤凰医院顺产下男婴后，被丈夫发现肛门处被缝线了。助产士称是免费为其做了痔疮手术，但其丈夫陈先生怀疑助产士因索要红包不成伺机报复。此事经陈先生向深圳电视台反映并曝光后，引发诸多关注，《南方都市报》等众多媒体介入报道。但随着调查的开展，助产士被证实没有责任，最后经法院判决，陈先生在某媒体上刊登向助产士张某荣的道歉声明，并赔偿后者精神损害抚慰金 3 万元。但此事已引起极坏反响，各方评论纷纷指责，甚至提出要拔除"医德痔疮"。

再有，《楚天都市报》上的一则医患纠纷的消息更是引发了一场关于医德的大讨论，尤其经微博传播之后，短短时间内转发评论数剧增。原报道引征双方意见，写明 2011 年 8 月 5 日晚，工人小曾因右手手指受伤被送至武汉市第三医院诊治。因所带手术费不够，与当值医生发生纠纷，并提出诊金太贵，要求拆线。医生表示治疗费用是医院所定，他个人无权决定。随后，医生按照患方的要求将已经缝好的伤口拆线。但随着媒体的转载，事件演变为患方提出"钱不够，提出补交被拒，武汉三医院把打工仔缝合好的伤口拆线"，而对医生所言的"工友与医师就诊金太贵引发的纠纷"和"患者主动提出拆线"等事只字不提。一时间，"医生不是人""没有医德，不配从医""再也不要去武汉三院""人肉该医生"等说法甚嚣尘上，医患关系愈显紧张。

还有一些医患纠纷后来演变成了恶性伤害的刑事案件。如 2011 年 9 月

16日，同仁医院耳鼻喉科主任徐文在该院门诊楼被1名男子持菜刀追杀砍伤，经过九个多小时的救治才脱离生命危险，但日后无法再继续手术工作。究其原因，凶手竟是她五年前的患者，因认为手术失败，不服法院判决而起报复之心。一石激起千层浪，如果说"缝肛门事件"还只是关于医疗费用和过度医疗的纠纷，只是诉诸了媒体，并未造成极端恶劣的后果，是媒体集中关注医患关系的开端，那么"徐文事件"则发展成为由医患纠纷引起的血案，是一起性质恶劣的刑事案件。最初，该事件只是在微博上引发了医生们的愤然抗议，但权威媒体并未对此事进行报道，发表观点。一周后，中央电视台《新闻1＋1》栏目聚焦此事，以"医患之伤"为题首次播出了一期有关医患关系的专题节目，方才引发媒体关注医患关系的一个小高潮。

随后，医患纠纷进一步升级。2012年3月23日下午，28岁的哈尔滨医科大学附属第一医院风湿科实习医生王浩死在17岁的少年李少南的刀下，另外3名医生分别有不同程度的受伤。而这起血案的原因竟是：肇事者认为"医生故意麻烦他"。与"徐文案件"不同，这件事情在一开始就引起了媒体的大范围关注，无论是传统媒体还是网络媒体都在第一时间对其进行了报道。但是，网络上的舆论却让人害怕，有许多网民竟然在新闻之后跟帖表示"杀得好"。网络民调结果显示，在接受调查的6161位网友中，有4018人，即六成以上的网友选择"对此事感到高兴"。当然，我们承认此调查存在着不全面性，被调查的网友意见也不能代表所有人的意见，但是，这一现象确实从一个方面说明了民众和医疗行业的关系已经剑拔弩张。

该类事件的发生不仅对受害医生个体产生了影响，还严重影响到我国医疗行业的日常工作和发展。由于医患双方纠纷引发的恶性事件屡有发生，患者家属的暴力行为使得医生惶惶不可终日，加剧了医患矛盾。甚至有医生自嘲"永远都要想，下一个病人会不会就是那个毁了你生活的那一个，永远要仔细仔细再仔细，一丁点的疏忽也许就会毁了你生活的一切"，这种医患关系，值得深思。

虽然我们在近年来才在媒体上看到对于此类事件大范围的报道，但是这不是这几年才涌现出来的新现象。在21世纪初的一段时间，全国各地出现了为数众多的恶性医患纠纷事件。

据不完全统计，仅 2018 年就有 10 起以上的暴力伤医事件，包括北京大学第一医院妇产科医生遭受患者家属无端殴打；天津武警后勤学院附属医院的医生在出诊时被刺身亡，且与当事人无任何过节；甘肃兰州特大暴力伤医事件，医生被患者持刀刺伤等，都是后果严重、影响恶劣的热点新闻事件。

医患问题发生范围广，社会影响恶劣，本应引起媒体、相关部门和整个社会的重视和关注，但事实却并非如此。根据笔者的追溯和研究得知，在 21 世纪初短短的十来年间已经发生了如此多因医疗纠纷导致的恶性事件，却鲜有人知，或者说人们还没有意识到医患关系的剧烈矛盾，媒体的相关报道甚少，相关部门也并未对此给出解决办法和条例法规。直到近年来，随着新媒体和自媒体的兴起，此类事件的曝光率大增，曝光更及时，人们才慢慢意识到了问题的严重性和重要性。

医患关系问题是关系国计民生的重要问题，人的一生总要踏进医院，总要与医生打交道。医患关系和睦，则有利于患者治疗疾病，有利于医疗水平的提高；医患关系不和睦，医患矛盾突出，医生从"白衣天使"变成"白眼狼"，患者从"救助对象"变为"潜在威胁"，双方互不信任，互相提防，严重影响了医疗工作的开展，甚至导致医生在处理病情的时候倾向于保守治疗，阻碍医疗水平的发展。

2017 年 3 月 5 日，第十二届全国人大五次会议在北京开幕，政府工作报告指出，要"保护和调动医务人员积极性，构建和谐医患关系"。[①] 2018年 10 月 16 日，28 个部门联合签署《关于对严重危害正常医疗秩序的失信行为责任人实施联合惩戒合作备忘录》，打击暴力杀医伤医以及在医疗机构寻衅滋事等严重危害正常医疗秩序的失信行为，在一定程度上给予震慑，维护正常医疗秩序。由此可见，解决我国当前的医患矛盾是一项重要而紧迫的任务。因此，了解大众媒体对医院的报道，掌握大众媒体在医患关系中的作为并分析其在医患关系中的影响，梳理客观现实、媒体报道与受众认知三者的内在关系，为改善医患关系提出有效的、可操作的建议，具有十分重要的意义。

---

① 2017 年政府工作报告［EB/OL］. http：//www. npc. gov. cn/zgrdw/npc/dbdhhy/12 _ 5/node _ 32221 _ 4. htm.

媒体作为社会的"瞭望塔"和"温度计",通过报道内容反映客观现实,受众通过接收信息形成观念现实,由此共同形成医患关系的依据。同时,媒体具有监测环境的功能,承担着引导舆论,推动社会进步的任务。

那么,在医患关系的形成和发展过程中,媒体是如何表现的,它是否履行了反映现实和推动进步的职责?这是本书研究的主要问题所在。

为了解决这一问题,我们将其分解为三个方面的子问题:

一是我国医疗行业当前的客观现实如何?包括资源、费用、投入、人员等情况,与发达国家的比较结果,以及医疗纠纷及其成因。

二是目前我国新闻媒体对医疗事件的报道情况如何?包括在主题、篇幅、手法、语气、态度等方面的具体方式和特点。

三是当前我国受众对于医患关系的认知情况如何?包括对医生和医院的认知和评价、对于医患关系的态度、未来期望等。

第二节　研究对象、流程和框架

一、研究对象和流程

本书借鉴格伯纳的文化指标研究①"三步走"的研究计划:①制度过程分析 (institutional process analysis),即调查系统的压力和张力,以了解怎样的媒体信息被选择、生产并传播;②信息系统分析 (message system analysis),将在媒体内容中最稳定、广泛并且反复出现的形象,诸如暴力描述、少数种族、性别角色、职业以及许多引起讨论的问题进行量化并绘出轨迹图;③涵化分析 (cultivation analysis),探索电视收视在关于真实世界的观念上给受众带来的影响程度。

结合本书的主旨,研究流程可以分为以下四个环节:

首先,通过文献研究的方法,梳理卫生部相关数据,掌握我国医疗行业的客观现实以及发展趋势,然后搜集具有代表性的发达国家的医患纠纷情况,与我国当前情况进行比对,找出实质原因。

① 麦克·摩根,詹姆斯·尚翰,龙耘. 涵化研究的两个十年(上)——一个总评估和元分析 [J]. 现代传播,2002,(5):14.

其次，选取一定数量的研究对象，采用问卷调查法，获取受众对于医患关系的观念现实数据，了解他们对医患关系的认知、态度以及因此导致的行为，分析影响观念现实的因素，考查新闻报道在建立医患关系过程中的作用，并将其与受众的亲身体验、个人特质、初始态度等影响因素进行对比分析。

再次，根据问卷调查中的结果，选取我国三大门户网站上的新闻内容作为分析对象，采取构造周抽样的方式抽取 2011 年全年国内媒体对医院的报道内容，综合运用 ROST 软件和 SPSS 软件进行文本分析和内容分析，系统把握媒体对医疗行业的报道呈现及方法特征。

最后，通过对客观现实、媒体报道与受众认知三者的分析和比对，归纳出媒体报道对医患关系的影响，建构医患关系认知和态度的影响因素模型，并从媒体、受众、政府、医院四个方面对改善我国医患关系提出建议。

二、全书框架

全书共分为七大部分，分别是媒体与医患关系、医患关系　研究维度　媒体、媒体与医患关系的研究方法、医疗行业数据研究、媒体内容对受众的影响、媒体内容呈现以及总结和讨论。各章节安排如下：

第一章：媒体与医患关系。说明研究的背景和意义，确认研究目的与问题，梳理研究的流程和全书框架。

第二章：医患关系　研究维度　媒体。介绍医患关系的定义及其研究维度；回顾大众传播的影响理论，包括新闻学习的传递模式、传播效果理论以及大众传播依赖理论；对现有的媒体与医患关系的研究进行整理和总结，分别从国内和国外两个角度对现有研究和观点进行归纳和分类；由于本书主要研究媒体呈现与受众对医患关系认知的影响，因此在文献综述中集中对与此主题相关的已有研究进行详细的梳理，并根据文献综述的结果，结合理论框架，拟定本书的研究假设。

第三章：媒体与医患关系的研究方法。分别介绍文献分析法、文本分析法、内容分析法、问卷调查法的概念、特点以及在本书中的应用情况。

第四章：医疗行业数据研究。介绍卫生资源情况，包括我国医疗行业的医院数、床位数、卫生人员数等；政府投入及医疗费用情况；当前医疗纠纷的情况，包括数量及原因。

第五章：媒体内容对受众的影响。对受众特征的情况进行介绍，包括人口统计学变量、媒介使用、医疗报道与参与、医患关系认知和态度、就医体验、媒体卷入、责任推定和评价等；对上述各变量与医患关系认知和态度的关系进行检验结果分析。

第六章：媒体内容呈现。交代样本选取、抽样方法及分析单元；分析媒体呈现总体特征，运用 ROST 工具对样本进行处理，包括高频词、共现词、地名词、形容词及语义网络分析结果；介绍媒体呈现框架分析，包括报道框架特征、不同主题报道特征及医患交流报道特征。

第七章：总结和讨论。阐释研究结论，提出研究的局限和对未来的展望。

第二章

医患关系　研究维度
媒体

　　本章介绍了与本研究相关的概念和现有研究，第一节为医患关系的概念以及现有医患关系研究中的维度；第二节是大众传播的影响研究，包括新闻学习理论、拟态环境理论、议程设置理论、框架理论、涵化理论以及大众传播依赖理论；第三节为媒体与医患关系的相关研究，从国外和国内两个角度进行分析，梳理概括后得知国外主要从传播主题和媒体表现两个方面开展研究，后者又包含了媒体作用、报道方式、传播效果、特殊病例和医院形象等。而国内的研究开展较晚，多由医学研究人员开展，实证研究较少，多为思辨类研究，具体有医院形象、媒体相关报道、医患关系的影响因素、患者就医行为四个方面。

第一节　医患关系及维度

　　医患关系在社会生活中是一种普遍而又特殊的关系。之所以说普遍，因为它是每个人的一生中难以避免的一种关系，即使是医生，也可能要扮演患者的角色；而之所以说它特殊，则因为它来得快，去得也快，病人在踏入医院的时候医患关系自发成立，离开医院的时候则自动结束，往往没有一个正式和明确的契约。

　　在美国法律中，医患关系（physician-patient relationship）的定义是"在双方自愿下成立的关系，在这种关系中，患者有意地寻求一位医生的帮助，医生有意地将其接受为患者"。① 著名医史学家西格里斯特指出：每个医学行动始终涉及两类当事人——医生和患者，或者更广泛地说，医学团体和社会，医学无非是这两群人之间多方面的关系。②

医患关系是指一个个体或群体与另一个个体或群体，在诊疗或缓解患者疾病中所建立的各种关系。这其中包含着两层含义，即广义的医患关系及狭义的医患关系。所谓广义的医患关系是以医生为主的群体与以患者为主的群体在诊疗或缓解患者疾病中所建立的关系。这里的"医"不仅指医生，还包括护士、医技人员、管理人员和后勤人员等医疗群体；"患"也不仅指"患者"，还包括与患者有直接或间接关系的亲属、监护人，甚至患者所在的工作部门和单位等，如患者为婴儿、昏迷的病人，此时有关人群便成为其利益的代表者。显然，这里的医患双方不是一医一患，而是比较广泛的两个群体，它不仅表现为人际关系，还体现为一种社会关系，它建立在社会经济关系和卫生经济基础之上，受社会经济体制、社会经济水平的支配，反映出一个社会的文化水准、文明程度、环境状况等。而狭义的医患关系就是指一对医生和患者的关系。③

诱导需求理论认为，医疗服务市场有需方被动而供方垄断的特殊性，供方医者对卫生服务的利用具有决定作用，能左右消费者的选择。在医疗行为进行过程中，医患双方的影响力不均衡，知识占有水平也不对等，因此医患双方的关系表现为患方完全依赖医方。这种关系对患方来说更加重要，行为与态度所受的影响也更大、更深远，所以患方的内心深处是不平衡的，处在焦虑与防卫的状态。再加上关系的建立本身是以个人情感之外的目标为中心的，关系的好坏是以交往的目的是否达成来实现的，所以这种关系比较脆弱，容易发生冲突。心理学家研究发现，任何一种关系，无论社会位置意义上的关系多么紧密，只要关联的双方对于情境的控制是不均衡的，一方必须受到另一方的限制，那么这种关系就必定不能深入，必定缺乏深刻的情感联系，而这恰恰是建立真正良好人际关系的本质。医患关系的两方——医者和患者，在对于"诊疗"这一情境的控制上就是不均

① 赵西巨. 医患关系的形成与扩展：对美国法上几则新近案例的释读 [J]. 法律与医学杂志，2005，12 (3)：188.
② 刘佳. 心理学原理在医疗纠纷处理中的应用研究 [D]. 贵州：贵州师范大学，2004：6.
③ 姜国和. 适应社会经济形势，转变医患伦理观念 [J]. 医学与哲学，2002 (1)：41-43.

衡的，患者受到了医者的限制，所以可以认为这种关系是不深入的，缺乏建立良好关系的根基。因此可以解释，为什么在社会生活中会经常出现那些表面上看起来良好的医患关系，由于一些误会、情绪而引发不可调和的冲突，甚至上升到恶性事件的现象。

我们讨论某个国家、某个社会的医患关系，必须结合该国、该社会的政治、经济、文化情况，考虑医患关系受到的影响。因此，我们说，医患关系是一种具有强烈的社会性的关系。宏观而言，英国、美国、法国、德国、日本等国家的医患关系体现出相同的特征：尽管都存在一定程度上的医疗纠纷、医疗诉讼和医疗伤害，但医患关系较为和谐、平稳，并未成为突出的社会问题。[①]

那么，我们考察医患关系就必须找出它由哪些因素组成，即医患关系的维度。英国学者菲茨帕特里克认为，病人对于医疗机构和医务人员的评价是影响医患关系和谐度的重要因素，病人的评价在一定程度上决定了双方之间的和谐度。[②] 贝克的研究则指出，医务人员所提供的医疗服务的质量会对医患关系的和谐度产生重要影响。[③] 王跃平和吕凡建构了医疗机构外部和谐度评价模型，其中的指标包括职业道德、规范服务、就医环境、技术水平、医疗费用、抱怨、期望、形象、总体评价。他们认为，医院形象和患者抱怨是影响医患关系的两大因素。[④]

2007 年"医患关系的经济学研究"课题组在北京市通过问卷调查的方式，从"对医生职业的认知"这个角度分别对医生和患者做了调查。调查显示，医患双方都认为医生职业具有高技术的特点，但是在医生职业的风险、压力、收入等方面医患双方的认识差距较大。具体体现为：医生认为职业风险高、收入低、压力大，而患者认为风险低、收入高、压力小。但在社会地位这个指标上，医患双方达到一致，均认为医生职业社会地

---

① 刘兰秋，王晓燕，吴利纳，等. 域外医患关系的现状及成因探析 [J]. 中国医院，2011，15 (3)：76－79.

② FITZPATRICK R. Surveys of patient satisfaction：I-important general considerations [J]. British Medical Journal，1991，302 (13)：887－889.

③ BAKER RF，STREATFIELD J. What type of general practice do patients prefer? Exploration of practice characteristics influencing patient satisfaction [J]. British Journal of General Practice，1996，45 (401)：654－659.

④ 王跃平，吕凡，梁国平，等. 医院外部和谐度评价模型的构建 [J]. 中国医院管理，2009，29 (4).

位低。①

"医患关系对构建和谐公平社会的影响及对策研究"课题组在全国十个城市开展了关于我国医患关系现状的调查。课题组分别考察了"对当前医患关系现状的看法""患者对医院提供的医疗质量和医疗服务的评价""患者对医护人员的尊重度"以及"患者对医护人员的配合度"这四个指标。研究发现,无论是医方、患方还是社会人群,对医患关系现状的评价都越来越低;患者对医院提供的医疗治疗和医疗服务的评价均有超过半数表示"好";患者认为尊重度和配合度都比较高;但过半的医生则表示曾受到过患者或其家属的辱骂和人身攻击。②

《中国医院院长》杂志社在2012年3月31日和4月1日分别在其微博上发布了他们在部分医院做的关于医患关系的随机抽样调查结果。调查显示,持"医生与患者的关系类似于商家与消费者的关系"观点的患者数量最多;同时也认为目前的诊疗效果一般,但医疗费用过高,医生对患者的关怀程度一般。患者最看重的是医生的医术、态度和沟通能力。医生的态度非常重要,但目前的沟通效果一般,服务态度一般,因而导致了医患关系的紧张。

基于上述研究,我们得知在考察医患关系时,现有的研究主要以患者的角度为主,以医生的角度为辅。国内外的研究者一般采用认知、评价、抱怨、期望以及患者对医护人员的尊重度和配合度作为指标进行考量。

人们对事件的认知,通常来自两个方面,一方面是他们的亲身体验而产生的强态度,另一方面是他们从别人或别处听到、看到而习得的态度。纽科姆提出的"A-B-X"模式指:A是一个认识的主体,B是另一个认识的主体,X是第三者,而A与B对X的态度不一致时,两者将处于不协调的状态。"我们可能在不确定或不平衡的情况下发生'更加频繁'的传播活动(如信息的提供、寻求和交换)"。对应本书所研究的对象,A可以代表患者,B可以代表其他人或者媒体,而X则可以代表医患关系的状况,当患者和其他人对医患关系状况的态度存在不一致时,则会产生不确

---

① 张琪,王秀峰.信息部队称条件下医生职业行为的激励与约束[J].北京劳动保障职业学院学报,2009.13.

② 鲁杨,王晓燕,梁立智,等.医务人员和患者眼中的医患关系[J].中国医学伦理学,2009,22(3).

定的感觉或两者之间发生不平衡的情况。此时，双方对信息的需求会增加，传播活动也就更加活跃。因此，我们聚焦于大众传播对受众产生的影响，进一步梳理大众传播效果理论。

第二节　媒体效果

一、新闻学习的传递模式

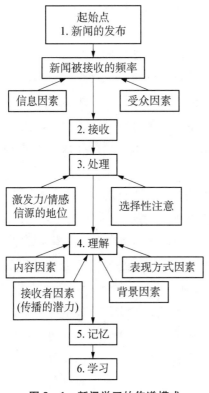

图 2-1　新闻学习的传递模式

新闻传播是一个由新闻发送者传递，由新闻接收者选择、接收和处理的过程，其中蕴含了两种模式——发送者主导的传递（transmission）模式和接收者主导的处理（processing）模式。① 我们将新闻接触与处理的结果称为学习。本书对于媒体呈现的效果研究的前提是学习传递模式，即假设信息具有某些长期效果，日后会被应用到对新闻的寻求和处理行为之中。一般而言，新闻的任何显著性效果都属于学习。

由图 2-1 可知，新闻学习的传递模式有六个步骤，依次是：新闻的发布、接收、处理、理解、记忆和学习。而在这些过程当中，新闻的内容、表达形式、信息明确程度、信源的属性、接收者的特征、接收时的环境等因素都会对学习的效果产生影响。现有传播效果研究对新闻的发布在流程中的表现和作用进行了阐释。

---

① 丹尼斯·麦奎尔，斯文·温德尔. 大众传播模式论（第二版）［M］. 祝建华，译. 上海：上海译文出版社，1993：79.

二、大众传播效果

（一）拟态环境理论

现代社会越来越巨大化和复杂化，人们由于实际活动的范围、精力和注意力有限，不可能对与他们有关的整个外部环境和众多的事情都保持经验性接触，对超出自己亲身感知以外的事物，人们只能通过"新闻供给机构"去了解认知。而形形色色的"新闻供给机构"以传播符号的形式将经过他们选择和重组之后的"事实"展现在受众面前。这就是李普曼所提出的"拟态环境"。有关"拟态环境"理论的阐述来自柏拉图的"洞穴隐喻"：被世世代代锁在洞穴中的人群，以为背后的火光投影的影像就是真实的事物。① 人类通过大众媒体获取对客观世界的认识的方式与那些"洞中人"非常相似，即"新闻媒体影响'我们头脑中的图像'"。② 我们看到的真实是新闻媒体中的"媒体真实"，由于诸多因素的影响，大众在获取信息时的地位、力量、权利如囚徒般受到种种束缚和限制。我国学者郭庆光对拟态环境的解释是，我们所说的信息环境，并不是现实环境的"镜子"式的再现，而是传播媒体通过对象征性事件或信息进行选择和加工、重新加以结构化以后向人们提示的环境。③

索绪尔的符号学理论表明，符号的能指与所指之间并非必然和固定的关系，而是人为联系在一起的。④ 在现实生活中，人们通常借助媒体，间接地接触现实世界，尤其是对于那些无法亲身经历或亲身证实的事实。传播媒体的选择、加工并且重新加以结构化这一系列过程通常是在新闻生产的流程中通过记者、编辑的"把关"实现的，用传播符号学的倡导者约翰·费斯克（John Fiske）的话来说就叫"意义的产制"。"新闻媒体不会把事情原原本本地告诉我们，不会也不可能不带任何偏见；新闻媒体不可

---

① 赵敦华. 西方哲学简史［M］. 北京：北京大学出版社，2001：44.

② 陈超. 议程设置理论的全面解读［D］. 开封：河南大学，2003：7.

③ 郭庆光. 传播学教程［M］. 北京：中国人民大学出版社，1999：215.

④ 丁宏英，单小曦. 从符号生产到道德规约-谈拟态环境建构的主体要素［J］. 新闻知识，2007（10）.

能完美地反映现实"。① 尽管绝大多数新闻媒体都宣称追求新闻真实,然而,"新闻和真实并不是一回事,必须清楚地加以区分。新闻的作用是突出地表明一个事件,真实的作用是把隐藏的事实显露出来"。② 也就是说,大众传播媒体营造了一个介于受众和现实世界之间的拟态环境。虽然人们的行为是对拟态环境做出反应,但如果见诸行动,行为的后果就不是出现在刺激行为的拟态环境中,而是出现在行动发生的真实环境中。"对我们而言,在制约思想和行为方面,媒体环境常常比现实环境显得更加重要"。③

(二)议程设置理论

议程设置理论可以说是李普曼(Lippmann)的"拟态环境理论"的继续发展。麦库姆斯(McCombs)说道:"这种想法(议程设置理论)根植于 1922 年出版的一本著作《舆论学》,它的作者是美国新闻工作者和社会评论家沃尔特·李普曼。"④ 麦库姆斯称他为"议程设置概念的精神之父"。⑤

该理论于 20 世纪六七十年代开始在美国盛行起来,它的主要含义是:"受到某种议程影响的受众成员会按照该媒体对这些问题的重视程度调整自己对问题重要性的看法。"⑥ 第一次对议程设置做出明确勾勒的,当数美国政治学家伯纳德·科恩(Bernard Cohen)。1963 年,他在《报纸与外交政策》一书中写道:媒体在"告诉读者怎么想这点上大多不怎么成功,但在告诉读者想什么方面却异常有效"。⑦ 1972 年,美国传播学家麦库姆斯和唐纳德·肖(Donald Shaw)在《舆论季刊》上发表了题为"大众传媒的议程设置功能"的系统研究成果,证实了"议程设置理论"的存在。这个

---

① 梅尔文·L·德弗勒,埃弗雷特·E·丹尼斯. 大众传播通论 [M]. 颜建军,王怡红,张跃宏等,译,北京:华夏出版社,1989:341.
② 李普曼. 舆论学 [M]. 林珊,译. 北京:华夏出版社,1996:45.
③ MARY B CASSATA, MOLEFI K. ASANTE. Mass Communication: princi-ples and practices [M]. New York: Macmillan, 1979:132.
④ 李本乾. 议程设置思想渊源及其早期发展 [J]. 当代传播,2003(3):35.
⑤ 李本乾. 议程设置思想渊源及其早期发展 [J]. 当代传播,2003(3):35.
⑥ 梅尔文·L·德弗勒,埃弗雷特·E·丹尼斯,等. 大众传播通论 [M]. 颜建军,王怡红,张跃宏等,译,北京:华夏出版社,1989.
⑦ 赫伯特·阿特休尔. 权力的媒介 [M]. 黄煜,裘志康,译,北京:华夏出版社,1989:224.

理论可以分为两个方面：第一个方面，是议题（或者说对象的显著度）从媒体议程向公众议程的传播过程，这是一个外显的过程；第二个方面，是公众在头脑中构成这些议题和对象时，新闻媒体所起的作用，这是一个内在的过程。[①] 在最初的阶段表现为"新闻告诉人们应该想些什么"，而随着研究的深入，该理论发展为"新闻不仅告诉我们该想些什么，而且告诉我们该怎样想。"[②]

它暗示了这样一种媒体观，即传播媒体是从事"环境再构成作业"的机构。[③] 虽然媒体一贯标榜以"公正、客观"作为自己的宗旨，但正如许多年前沃尔特·李普曼所说，媒体更像是探照灯（search-light），该探照灯往何处照，往往取决于在某议题上有其特殊利益的集团，取决于人们为获取注意而制造的伪事件，也取决于新闻记者本身的某些工作惯例。[④] 李普曼在《公众舆论》一书中指出："置身于庞杂喧闹的外部世界，我们一眼就能认出早已为我们定义好的自己的文化，而我们也倾向于按照我们的文化所给定的、我们所熟悉的方式去理解。"[⑤] 也就是说，媒体并非"有闻必录"，而是根据其本身的立场、报道方针和风格，对采录的新闻事实进行梳理、加工和整合，并传播给受众。因为新闻记者报道的社会对受众而言是一个意义模糊的世界，所以他们需要在一定的程度上相互依靠，获得对自己的确定，证实自己对于新闻事实的判断。同时，新闻编辑则习惯于对不同于其他新闻来源的报道提出疑问，导致新闻记者在报道事件时追求协调一致，这种媒体内部的影响也可见于新闻机构之间或者新闻工作者之间。

（三）框架理论

框架理论用于分析新闻是如何遵循媒体的立场、报道方针和风格，并经过梳理、加工和整合被最终呈现在受众面前的。它与议程设置理论既有相关性，又有区别。黄旦教授指出：从框架分析角度，新闻生产本

① 陈超. 议程设置理论的全面解读［D］. 开封：河南大学硕士学位论文，2003.
② 沃纳·赛佛林，小詹姆斯·坦卡德. 传播理论：起源、方法和应用（第5版）［M］. 郭镇之，主译. 北京：中国传媒大学出版社，2006：187.
③ 郭庆光. 传播学教程［M］. 北京：中国人民大学出版社，1999：118.
④ 赵建国. "拟态环境"与人类的认知和实践活动［J］. 2008（4）：92 - 93.
⑤ 李哲，宫承波. 李普曼与杜威的争论试析［J］. 新闻界，2006（5）：33.

身就是一种社会性生产。[①] 框架的概念提出源于贝特森（Bateson）。所谓的"框架"（frame）其实来自"架构"（framework）一词，指的是一种认知与了解，亦指涉及个人对外在世界的主观解释与思考架构。[②] 框架理论于 20 世纪 70 年代初期，由戈夫曼引入文化社会学，他在《框架分析》一书中指出：所谓框架，指的是人们用来阐释外在客观世界的心理模式。所有我们对于现实生活经验的归纳、结构与阐释都依赖于一定的框架。框架能够使得我们确定、理解、归纳、指称事件和信息。[③] 也就是说，人们通过框架整合信息、了解事实，将"客观现实"转化为"观念真实"。

坦克德（Tankard）认为框架是新闻的中心思想。大众媒体在建构社会真实的过程中，常常使用"框架"的概念。因此，我们认为媒体是进行社会意义建构和竞争的场域，各种不同的"媒体策略"（media strategy）影响着新闻报道，对社会事件和新闻议题进行定义和阐释。恩特曼（Eentman）指出，框架涉及"选择"与"凸显"两个作用，搭框架这件事，就是把认为需要的部分挑选出来，在新闻报道中特别处理，以体现意义解释、归因推论、道德评估以及处理方式的建议。在对新闻框架的形成因素的研究中，伍（Woo）等认为，框架是新闻工作人员、消息来源、受众、社会情境之间的互动的结果。

潘忠党对新闻架构做了细致的分析，他认为，新闻架构分析是在戈夫曼的象征互动视角和凯尼曼、特威尔斯基的预期理论视角的基础上的，加上了公共生活的基本现实特征，关注的是人们在公共生活中如何建构意义。他在总结了多位学者论述的基础上，提出新闻架构分析的基本理论观点，包括五个部分：①意义在传播（或交往）的过程中得到建构；②传播活动是使用表达载体的社会活动，构成一个社会的符号生产领域；③但是，它发生在由物质生产构成的实体场域；④因此受到规范该场域的公共利益原则以及政治与经济的逻辑之间的张力的制约；⑤位处特定历史、经济和政治坐标点的社会个体或团体达成其特定理解或意义所遵循的认知和

① 黄旦. 传者图像：新闻专业主义的建构与消解 [M]. 上海：复旦大学出版社，2005：181.
② 臧国仁. 新闻报道与真实建构：新闻框架理论的观点 [J]. 传播研究集刊，1998（3）：102.
③ 戴元光，陈杰，黄宏. 两岸媒体关于 9·11 事件报道的对比分析 [A]. 第二届中国传播学论坛论文，2002.

话语的组织原则，这就是他（她）们的"框架"。①

（四）涵化理论

涵化理论是对长期的传播效果的研究，它关注受众在长时期接受媒体传播的信息之后产生的影响。乔治·格伯纳（George Gerbner）和他的合作者们于 1967 年开始进行"文化指标研究"，其中针对电视节目中的暴力因素所做的影响分析是大众传播学中另一个重要理论——涵化理论的起源。研究证实：电视节目中充斥着暴力因素；那些花费了更多时间在电视上的人（重度观众），比那些更少看电视的人（中度、轻度观众）更可能按照与电视世界里所呈现的形象、价值观、选择、行为等相符合的方式来理解社会现实。也就是说，媒体的接触时间会直接影响受众对于社会现实的认知，接触时间越长，所受影响越大。② 涵化理论的基本框架如图 2-2 所示。

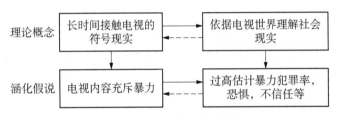

图 2-2　涵化理论的基本框架

格伯纳不是把传播研究看作一种达到特定实际目标的方式，而是将其作为一项基本的文化研究。他认为，传播既创造了构成文化的符号环境又受该环境驱使，这种符号环境与社会和制度变迁互相作用。③ 这就是涵化的最初含义。

郭中实提出，有关第一顺序（first-order）和第二顺序（second-order）涵化效果之间的差异是涵化效果研究中常常提到的问题，即人口统计观念

① 潘忠党. 架构分析：一个亟需理论澄清的领域［J］. 传播与社会学刊, 2006（1）：17-46.

② 郭中实. 涵化理论：电视世界真的影响深远吗？［J］. 新闻与传播研究, 1997（2）：58-64＋95.

③ 麦克·摩根、詹姆斯·尚翰, 龙耘. 涵化研究的两个十年（上）［J］. 现代传播, 2002（5）：14-22.

的涵化和价值系统观念涵化的不同。第一顺序涵化需要量度受众对真实世界中事件或事实发生的频率或概率的估计，从中分辨出哪些答案受了电视的扭曲，哪些答案反映了真实情况。第二顺序涵化指的是评估观众对于社会现实的一般信念。[①]

尽管涵化分析曾经几乎等同于与暴力有关的讨论，但这些年来研究者们的视野和研究主题有了进一步的拓展，包括性别角色、年龄、政治倾向、环保意识、科学、健康、宗教、少数民族以及职业等。这些研究已经在阿根廷、澳大利亚、巴西、加拿大、中国、美国、匈牙利、以色列、荷兰、俄罗斯、韩国、瑞典等国家和地区展开。[②]

三、大众传播效果依赖理论

德弗勒和鲍尔-洛基奇（DeFleur and Ball-Rokeach）认为在现代社会中，大众媒体是"社会、群体和个人在各层面社会行为的维持、变化和冲突过程中至关重要的信息系统"。[③] 个人日益依赖大众媒体来了解和理解他们所处的社会正在发生的一切。而这种依赖性的类型和程度取决于该社会正在经历的变化、冲突或不稳定程度，以及大众媒体在该社会中的中心地位和重要性。

德弗勒和鲍尔-洛基奇关注大众媒体系统与社会系统之间的关系，而这一关系决定了大众媒体可能产生的效果的类型和强度。图 2-3 显示的是依赖模式中媒体、社会和受众的相互关系以及它们对效果的影响。

该模式认为，媒体系统在某些社会中拥有独立影响社会的能力，有时跟随或反映受众，有时也可能扮演引导或控制的角色。这种影响能力可以从三个方面来分析：

一是社会系统的稳定性会影响受众对信息系统的依赖程度，越是动

---

① 郭中实. 涵化理论：电视世界真的影响深远吗？［J］. 新闻与传播研究，1997（2）：58-64＋95.

② 麦克·摩根，詹姆斯·尚翰，龙耘. 涵化研究的两个十年（上）——一个总体评估和元分析［J］. 现代传播，2002（5）：14-22.

③ DEFLEU, M. L., BALL-ROKEACH, S. Theories of mass communication［M］. 5th ed. New York：Longman，1989：4.

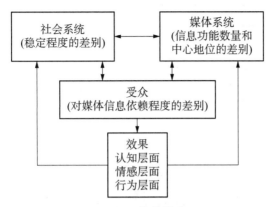

图 2-3　依赖模式

荡、危机越大或者是不确定因素越多的社会，则越需要信息、导向和定义，重申旧的价值观或提倡新的价值观，而这些都刺激了信息的提供和接受。

二是媒体越能够满足社会系统和受众的需求，在社会上就越处于中心位置，而受众也就越依赖它。如果是可信度低的信源，比如来自民间或非权威网络媒体，甚至是境外媒体的另类信息，那么受众的依赖程度则会大打折扣。

三是受众对媒体的依赖程度、获取信息的渠道、所处的社会及文化结构，都会影响到其对大众媒体的依赖效果。

从图 2-4 中，我们可以看到受众对媒体系统的依赖是如何进行的，即媒体是如何影响个体受众的。假设媒体系统依赖关系和特定媒体内容存在并确定，受众对于信息的需求有两种可能，一为主动寻求信息，有选择性地搜寻媒体内容；二为随意地接收，有可能产生动机被激活或退出的结果。当依赖程度越高时，认知和情感的激发程度也就越高，投入程度也就越高，有可能产生图 2-4 中显示的效果。那么，受众被影响的程度也越高，媒体的影响力也越大。

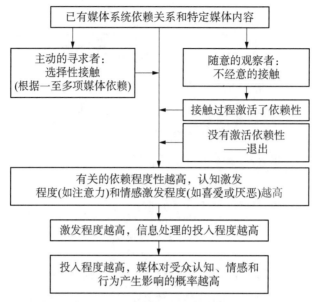

图 2-4　媒体系统依赖效果过程[1]

第三节　媒体与医患关系研究

一、国外相关研究

早在 20 世纪 70 年代，美国传播学者与心脏科医师就开始将传播理论应用于公共卫生宣导之议题，开创了社区介入健康议题模式的里程碑——"斯坦福大学的心脏病防治计划"。而传播学圈也于 20 世纪 70 年代中期将焦点转向健康议题上。早期的健康传播研究相当零星、分散，早期研究者主要将研究焦点置于传播本身，偶尔涉及社会科学或是医学、护理等领域。本书从以下两个方面对相关研究进行梳理和分析：

（一）传播主题

近 20 年来，研究健康传播的论文数量大增，范围从个人健康决策、疾

---

[1] DEFLEU，M L，BALL-ROKEACH，S. Theories of mass communication [M]. 5th ed. New York：Longman，1989.

病叙事与认同、家族生命故事、医患关系，到媒体的健康资讯传递效果，在主题、理论与取径上各有千秋。可大致从四个层面来分析：个人、人际、小团体，以及组织层次。影响面上可以区分为认知、态度与行为的正面或负面效果。常见的健康传播研究主题有：烟害、酒精泛滥、肥胖、癌症、媒体表现和电子健康（e-health）。前四项都非常容易理解，即研究特定的社会健康现象的传播，包括相关知识、广告宣传，以及预防解读等方面。而电子健康则是世界进入互联网时代之后的特殊现象，2006 年的一项调查显示有 80% 的网络使用者已经至少一次通过网络搜寻健康资讯。受访者多给予网络健康资讯高度评价。在使用者中，56% 的人认为网络的健康资讯让他们跟医生谈话时更有信心，但也有 25% 的人认为资讯量太过庞大。超过一半的人常常利用网络作为专业资讯之外的来源，有些人甚至因此不与医生讨论，而自行决定医疗方式。2011 年的调查则发现，更多的网络使用者（80% 的受访者）为获得健康资讯而上网，且无线网络的普及，改变了上网搜寻健康资讯的形式。[1]

(二) 媒体表现

健康传播领域关于新闻媒体表现的研究，主要涉及新闻媒体在向受众传播健康信息过程中的表现，诸如内容方面是否足够专业、语言叙述方面是否足够通俗易懂、社会功能方面是否能够监督政府、是否能够发挥提升受众健康知识和素养的功能。而在效果研究方面，媒体对受众的健康行为、认知和态度是研究的焦点。已有的研究证明，一方面媒体促进了健康信息的传播；另一方面也带来了一些不良的影响，具体表现在新闻媒体的暴力、色情、吸烟等传播内容上。除此之外，对于一些突发公共卫生事件，媒体的作为到底是进行了有效的传播还是加重大众疑虑，也开始引起学者的关注。

就媒体和医院、媒体和医患关系的相关问题的研究而言，国外（主要是欧美发达国家）的起步较早，研究也较为扎实，表现出一定的理论性和多样性，主要从传播技术、医患交流方式、传播内容等方面对医患关系进

---

① 张洪武，冯思佳，赵文龙，等. 基于网络用户搜索行为的健康信息需求分析 [J]. 医学信息学杂志，2011 (5)：13-18.

行研究。但总的来说，较多的研究倾向于改善医生和患者的人际传播，从大众传播与医患关系两者之间关系入手的研究相对较少。而本书研究的对象和内容是大众传播媒体与医患关系的互动关系，因此本书所做的文献梳理针对的均是媒体和医患关系的相关研究。

1. 媒体作用

关于媒体和医疗或医患关系的研究，在当前的成果中，有一部分将媒体视为信息的来源，尤其是诊疗信息的来源。譬如，艾森巴克针对Web2.0时代通过网络了解健康信息的方式对消费者（患者）的影响，提出了"apomediaries"的概念，与传统的中介不同，它的互动性更强，更利于交流，它可以帮助消费者（患者）得到可靠的信息，或使信息更加可靠，这比信源甚至信息的可靠性更加重要。[①] 以健康信息为例，人们通常通过朋友邻居的故事搜集治疗信息，在大多数的情况下，人们认为经验性信息比证据性信息更加可靠。而刘易斯、盖瑞、弗雷斯的研究检视了不同来源的癌症相关信息的使用情况、各方信息混战以及对医患关系的影响。[②] 本文研究显示，有82%的癌症患者会主动搜寻关于治疗的信息，62%的被访者会把他们自己找来的资料拿给医生。现在，使用健康媒体搜寻信息在治疗过程中发挥了重要作用，学历高的人比学历低的人更不容易受到信息的影响。奎斯特在探讨社交媒体消解公众和私人、个人与专业、友情以及社会关系的障碍的同时，也谈论了这些发展如何影响专业主义、医患关系等问题。[③] 患者能够从社交媒体上找到可靠的医疗信息，和过去的情况不同，当他们站在医生面前时，会拥有更多的知识，从而导致医患关系的变化。关于广告对患者和医生的影响，贝尔、威尔克斯、克拉维茨针对广告诱导受众对处方药物的需求，研究当医生拒绝使用时患者的预期

---

① EYSENBACH, G. From intermediation to disintermediation and apomediation: new models for consumers to access and assess the credibility of health information in the age of Web2.0 [J]. Studies in health technology and informatics, 2007, 129 (1).

② LEWIS, N, GRAY, S W, FRERES, D R, et al. Examining Cross-Source Engagement With Cancer-Related Information and Its Impact on Doctor-Patient Relations [J]. Health Communication, 2009, 24 (8).

③ QUIST, N. Social Media and Interpersonal Relationships: For Better or Worse [J]. Journal of Clinical Ethics, 2011, 22 (2).

反应，提出医生还是有必要考虑患者这方面的需求。①

2. 报道方式

从传播学科的角度，有关媒体对医疗界的报道研究主要是针对某一特殊时期或是特殊病例，如拉切尔做的关于 H1N1 流行时期加拿大报纸的相关报道的研究，研究发现加拿大报纸中主要是关于接种疫苗的报道，但在其他媒体上感染 H1N1 病毒的风险也经常被提及。此外，尽管报道均立场鲜明地支持或反对接种疫苗，但是直接的证据却很少被提出，接种疫苗的某些已知风险（如潜在的过敏反应和副作用）也很少被报道。文章提到，法国的一项研究证明媒体的报道导致了疫苗接种率降低，这一现象值得深入研究。② 而拉特罗尼克和尼古拉则将研究的焦点置于以女植物人恩格拉罗为例的意大利报纸对植物人的报道。根据对四大报纸半年内的 2099 篇报道的分析得出：967 篇报道是关于植物人的；88.2% 的文章是非医学性的，关注政治、法律和道德方面；11.8% 是医学报道；其中 61 篇，占 6.3% 是从医学角度描写植物人的。在这 61 篇报道中，只有 18 篇完整提到病人对自己和环境无意识、眼睛一直睁开、无意识呼吸这三个方面。研究没有发现四份报纸的区别，且不完整的报道平均分布在新闻文字和专家意见中，在这些报道中时常出现不正确的表述。③ 谢彼得通过对比饮食失调相关报道在英国媒体和美国媒体中的表现，阐释英国报纸报道的本质变化。研究显示：英国报纸比美国报纸提供更多的真实病患图片，流行小报对并发症的介绍多于关注调查报道和公众健康的严肃大报，文章同时提出新闻记者希望自己的健康报道能够找到一个娱乐的视角。谢彼得、赛尔德继续了对英国报纸的研究，他们调查了 2000～2009 年十年间大众媒体上的关于宫颈癌的报道，包括早期症状、风险因素以及预防措施，同样也对流行小报和严肃大报进行了对比。研究表明，流行小报会提供更多关于早期信号和表征的信息，且关于风险因素的信息也不少于严肃大报。因此，建议在大众

① BELL，R A，WILKES，M S，KRAVITZ，R. L. Advertisement-induced prescription drug requests-Patients' anticipated reactions to a physician who refuses [J]. Journal of Family Practice，1999，48（6）.

② RACHUL，CHRISTEN M RIES N M，CAULFIELD T. Canadian newspaper coverage of the A/H1N1 vaccine program [J]. Canadian Journal of Public Health，2010，102（3）.

③ LATRONICO，NICOLA. Quality of reporting on the vegetative state in Italian newspapers. The case of Eluana Englaro [J]. PloS One，2011，6（4）.

媒体上通过娱乐模式进行公众教育。① 有关癌症报道的研究同样也在澳大利亚进行，威尔逊和博内夫斯基的研究分析了 2004～2009 年五年间的癌症报道，对其数量、质量、类型、内容与其他性质报道进行比较，对如何写出高质量的癌症报道提出策略。他们也对 2004～2008 年间在 "Media Doctor Australia" 网站上搜集到的有关健康心理学报道的类型、内容、渠道等方面进行研究。②

杰西·约翰逊、克莱恩·西尼安、艾莉森·斯科特采用内容分析的方法，分析了 19 个月间 HPV（人乳头瘤病毒）疫苗在美国主要报纸中的表述。研究发现，尽管联邦政府、法律倡议大范围的报道活动，但是报纸上还是很少有关于 HPV 和 HPV 疫苗的详细信息，癌症预防最常出现在报道框架中，但只有不到一半的报道提供了详细的健康信息。政府机构、医生以及疫病控制和防疫中心是最普遍的信源。③ 意大利也有相关的研究，马尔坎托尼、布雷萨内利、奥利久对 2009 年中的两个月的意大利主要报纸头版上的健康新闻的内容进行分析，证明健康在意大利是一个受关注的重要话题，也在报纸上持续出现，并从类型、标题、内容等方面总结其特点。④ 同样采用内容分析的方法，马修和西洛的文章对脊柱损伤研究的媒体报道进行了分析，旨在帮助研究人员、医务工作者、政策制定者了解这些研究如何由媒体组织传达给公众。⑤ 关于药物在媒体的形象呈现，国外研究人员也多有研究。

马克里奥、艾略特针对 1998～2007 年间用于癌症的治疗手段——CAM（补充和替代医疗）的媒体议程设置，从媒体报道内容，报道的频率、特征和趋势，以及报纸如何塑造报道框架三个方面进行研究。在 1998～2007 十年间，有 1936 篇报道刊登在各式报纸上，其中至少有一半

① SHEPHERD, E, SEALED, C. Eating disorders in the media：The changing nature of UK newspaper reports [J]. EurEat Disord Reu, 2010, 18 (6).

② WILSON, A J, BONEVSKI, B, Deconstructing cancer：what makes a good-quality news story? [J]. 2010, 193 (11-12)：702-706, Pyrmont, Australia med publ co Ltd

③ JESSIE QUINTERO JOHNSON, CATLAINN SIONEAN, ALLISON M SCOTT. Exploring the presentation of news information about the HPV vaccine：A content analysis of a representative sample of U. S. newspaper articles [J]. Health Communication, 2011, 26 (6).

④ MARCANTONI, C, BRESSANELLI, M, ORIZIO G, et al. Health on front page：a content analysis of the main Italian newspapers in two months of 2009 [J]. Ann Ig, 2011, 23 (2).

⑤ MATTHEW, THILO. Reporting trends of spinal cord injury research representation：a media content analysis [J]. Disability Health Journal, 2011, 4 (2).

的报道讲述了 CAM 用于癌症治疗。这些文章内容主要涉及：CAM 的类型、用于描述 CAM 的形容词、癌症的种类、选择某种 CAM 的原因、建议条款、风险介绍、好处和费用介绍、佐证的来源。定量研究发现，CAM 的生物学基础最常被提及，乳腺癌被关注得最多。2/3 的文章讲述 CAM 用于治疗的过程，但大约有一半的文章提出了反对的理由。潜在的好处比潜在的风险讨论得频繁，而关于花费以及如何得到 CAM 的内容很少见。定性研究发现了六个"CAM 癌症相关"框架，四个是支持使用 CAM 的，最主要的框架将 CAM 作为一个合法的促进生物治疗的工具，反对的框架将 CAM 描述成存在很多问题和风险的尝试，相关人员和产业有着不当的企图。[①] 在英国，普罗瑟通过话语分析研究医学的意义和功能是如何在报纸上建构的，同时也检验了报纸作为健康信息来源的可靠程度，提出媒体对于医学形象的建构是不连续的、自相矛盾的、过于简单化的，说明患者在面对"专业信息"时是消极、被动的。[②]

3. 传播效果

帕萨拉夸、卡米尼蒂和萨尔瓦尼等研究小组人员着重研究了媒体上的信息对癌症患者的意见、感受、做决定的过程，以及医患沟通的影响，研究结果显示：通过媒体对治疗有效性的描述，患者的意见和感受发生了变化，但是医患沟通和做决定的过程并未改变。因而证实媒体在影响患者的意见、感受上扮演了很重要的角色；医患沟通和决定过程未直接受到媒体影响，这主要与教育程度相关，并提出媒体应加大力度传播科学知识，尤其是对于教育程度低的人群。[③] 贾尼·巴尔博、尼古拉斯·多迪对巴黎一家医院的 63 位 HIV 病人进行了研究。研究者从病人的专业知识和对医疗技术的平均了解水平两个维度对他们进行比较，得出病人有三种治疗态

① MERCURIO，R，ELIOTT，J A．Trick or treat? Australian newspaper portrayal of complementary and alternative medicine for the treatment of cancer [J]．Supportive Care in Cancer，2011，19 (1)．

② PROSSER，H．Marvelous medicines and dangerous drugs：the representation of prescription medicine in the UK newsprint media [J]．Public understanding of science，2010，19 (1)．

③ PASSALACQUA，R．，CAMINITI，C．，SALVAGNI，S．，et al．Effects of media information on cancer patients' opinions，feelings，decision-making process and physician-patient communication [J]．Cancer，2004，100 (5)．

度，分别是：诉诸外部性、自身加入医药机构、询问其他人员。①

4. 特殊病例

关于医院的某些特殊科室或特殊研究的媒体报道也有相关研究。里德、马隆认为媒体在公众教育方面扮演了重要的角色，并针对整形手术在英国全国范围内报纸上的报道现状进行了研究，对比了经常被错误报道的整容手术和修复手术在报纸上的呈现情况。研究显示，89%的报道在谈到美容外科学时使用"整形手术"的说法，只有10%使用"修复手术"的说法。文章最后提出，应进一步倡导向公众全面地介绍整形和修复。② 艾森巴克、库默沃尔德则通过回顾一系列关于"循证医疗系统"的不幸事件的报道，分析研究者和记者对报道认知的差异，提出要完善专家评审制度，避免轻视错误的出现，发表关于撤销通知开放存取的批判文章。③

5. 医院形象

在医院形象研究方面，金永哲提出由于法律规定不能发布广告，韩国医院在很大程度上依赖医患关系管理（CRM），文章列出了五个影响医院品牌建设的因素。④ 马特·埃尔贝克在文章中指出，形象管理是医院战略管理过程中的重要一环，医院需要了解社区居民的需求，与他们分享自己的经验和设备，否则会产生负面的形象。⑤

二、国内相关研究

我国相关话题的研究起源于 1996 年，与国外的研究相似，我国也对医患互动的人际沟通方面的内容给予了一定程度的关注。国内相关研究的研

---

① JANIE BARBO, NICOLAS DODIER. The emergence of a public third party within the doctor-patient relationship: the HIV epidemic example [J]. Sciences Sociales et Santé. , 2000, 18 (1).

② REID, A J, MALONE, PSC. Plastic surgery in the press [J]. Oxford, Elsevier SCI Ltd. 2008, 61 (8): 866 - 869.

③ EYSENBACH, G, KUMMERVOLD, P E. "Is cybermedicine killing you?" —The story of a Cochrane disaster [J]. Journal of Medical Internet Research, 2005, 7 (2).

④ KYUNG HOON KIM, KYUNG HOON KIM, EUNJUKO, et al. A model of adoption of digital multimedia broadcasting (DMB) service: Comparisons in Korea, Japan, and Germany [J]. Psychology &. Marketing, 2008, 25 (8): 806 - 820.

⑤ MATT E. Mesuring and interpreting dimensions of hospital image: the case of a psychiatric hospital [J] . Journal of Health Care Marketing, 1988, 8 (1): 88 - 93.

究者多为医务人员，研究结果也多发表于医学期刊。部分研究虽然考虑到了大众媒体报道对于医患关系的影响，但相应的实证研究较少，多是医务工作者在实践当中遇到问题后的感性思考。大致有以下四类：

一是关于医院形象。例如，张鸿铸对医院形象下了定义：医院通过自身行为向患者、社会展示的其特性和本质特征，是给患者、社会留下的关于医院的印象和评价，是医院文化的综合体现及外部反映。[①] 润明朝在《试论新形势下医院形象及其作用》一文中概括了医院形象的组成要素，包括内部和外部形象等。

二是关于媒体相关报道。蒋廷玉认为新闻报道对医患关系有很大影响，有的负面报道虽然是特例，但唤起了公众心理上的紧张、恐惧和危机感，因而对医患关系产生了较大的杀伤力，提出应客观公正地评价医务人员形象、正确界定医患间的关系。就媒体行为而言，医方认为其夸大事实会造成医患关系更为紧张。而在渠道方面，大城市居民一般通过网络、报纸、电视了解医疗纠纷，而小城市居民则多通过电视、报纸了解，20～30岁的年轻人多通过网络了解。[②] 刘岱淞通过对《人民日报》中1984年以来医疗体制改革过程中三个重要时期（1985年、1995年、2005年）的医生形象进行分析，梳理了正面形象从"牺牲精神、理想信念、淡泊名利"到"牺牲精神、关心病人、淡泊名利"再到"关心病人、淡泊名利、牺牲精神"三个阶段，负面形象从"态度冷漠、责任心差"到"乱开药、吃回扣、收红包"再到"主题未变数量增多"的变迁过程。[③] 彭曼也认为我国报纸上的医生形象报道以负面为主，原因有三：医院的话语权劣势、媒体吸引大众眼球的需求以及大众刻板印象的影响。[④]

三是关于医患关系影响因素。国内学者做了很多关于影响我国医患关系的因素的研究，其影响因素可以归纳为社会保障因素、医院及医务人员因素、监管因素、医疗市场因素、规则不完善以及社会文化因素六大类。但在以往的研究中往往偏重患者视角，而医务工作者作为医患关系中的一方，他们对医患关系的看法和态度并没有得到足够的重视。雷畅、张思远

① 张鸿铸. 谈医院文化建设中的医院形象塑造［J］. 中国医学伦理学，1996（3）：5－6＋9.
② 蒋廷玉. 医患"和谐"期待各方共做"加法"［N］. 新华日报，2006.9.14. B03.
③ 刘岱淞. 主流媒体对医生形象的建构研究［D］. 上海：复旦大学，2010：50.
④ 彭曼. 我国近期报纸医生的传媒形象研究［D］. 武汉：华中科技大学，2007：45.

通过随机抽样方法，对北京、武汉、南宁、凯里、阿克苏五地的医务人员和患者进行调查，证实医患冲突对医方影响较大。[①] 大量西方国家的研究也表明：医生的感受对构建和谐医患关系尤为重要。医生满意度与患者满意度直接相关，医生对自身工作环境、工作条件和报酬等方面的满意程度会直接影响到医疗服务质量和服务态度，进而影响到医患关系。

四是关于患者就医行为。我国有关这方面的研究，多是从医疗费支付方式、医药费承受能力、患者对医院服务满意程度、患者对医护人员信任程度、疾病严重程度、性别等方面入手的。由吴敏敏和梅人朗编译的美国九所医学院校 1027 名医学生就医行为的调查研究发现大部分医学生不去就医，主要原因是医疗费用高和个人隐私得不到保护。[②]

综上所述，国内外有关大众媒体对医疗机构和医务人员报道的内容接受状况、受众特征、传播效果及社会影响的科学研究，都较为匮乏。从研究成果的出版情况来看，1989 年，美国劳伦斯·艾尔伯协会（Lawrence Erlbaum Associates）出版了第一本健康传播的期刊《健康传播》（*Health Communication*），此期刊以学术研究为主轴；1996 年创办的《健康传播杂志》（*Journal of Health Communication*）更强调国际性，并着重理论与实务的组合。截至目前，大中华地区健康传播的论文仍零星地散见于传播学或是公共卫生期刊。

通过对文献的梳理，我们认识到，在当前医患关系的相关研究中，研究对象多为患者，研究内容多为考察患者对于医患关系的认知情况。少数文章以医生为研究主体，考察他们对于医患关系的认知、感受等，也有关于两者对同一事物的认知和态度的对比。国内外的研究者分别采用了认知、评价、抱怨、期望以及患者对医护人员的尊重度和配合度作为指标对医患关系进行考量。

本书结合实际需求，选定"对当前我国医患关系的判断""医患纠纷频繁程度的认知""医院医患纠纷处理得当程度的认知""造成我国当前

---

① 雷畅，张思远. 医患冲突中患方责任的认知差异性调查分析［J］. 医学与哲学（人文社会医学版），2009（5）：39.

② 吴敏敏，梅人朗. 美国九所医学院校 1027 名医学生就医行为的调查研究［J］. 国外医学，2001（1）：9－13.

医患关系现状的最重要原因判断""对医患纠纷责任归属的态度""对未来医患关系缓和的期望""不再相信医生"和"不去医院"八个维度来评估受众对我国医患关系的认知和态度，涵盖了认知、情感和行为三方面内容。

在关于大众传播影响的研究中，传播学者提出了"新闻学习理论"，即受众通过对新闻的"学习"，获得日后对新闻进行寻求和处理的依据。鉴于此，我们着重对大众媒体在传播过程中的功能和作用的相关理论进行梳理之后得知：①媒体在客观现实和受众之间构成了一个"虚拟环境"，人们通过虚拟环境了解社会，做出反应；②受众对于事件的认知和态度会受到媒体议程的影响；③新闻媒体在报道新闻时，并不能完全真实地反映事件，而是通过框架来"选择""凸显"事件或事件的部分；④对媒体的接触程度和时间长度与受众受媒体影响的程度相关，影响包括对事件频率或概率的估计，也包括对客观现实的认知和态度。由于人们每日都生活在这样的环境中，个人对媒体产生的依赖感日益增强，因此，研究者建构了"媒体的依赖模式"，认为社会系统的属性、媒体系统的属性以及受众自身的特性都会影响到大众媒体的传播效果。

基于上述文献综述，我们提出如下假设：

一是媒体有选择、有重点地报道医患关系，部分反映了医患关系的现实，但并未完全符合客观现实。

二是媒体报道不够全面，并未满足受众的认知需求。

三是媒体的可信度、报道篇幅、论据力度等在一定程度上影响了医患关系，但医患关系还受到其他因素的制约。

四是受众的就医体验、人格特征、受教育情况、收入等因素会影响医患关系。

五是社会文化会对医患关系的形成产生影响。

第三章

媒体与医患关系的
研究方法

本章介绍了进行本研究所使用到的文献研究法、问卷调查法、文本分析法和内容分析法四种研究方法。这四种方法也是传播学研究中常用的研究方法。

第一节　文献研究法

根据研究问题和假设，本书选定：①我国卫生部、消费者协会及其他相关文献资料的数据和资料；②我国受众对医院和医疗环境的认知、态度和因此而产生的行为，以及导致其产生这种态度行为的影响因素等；③我国2011年全年涉及医院的相关新闻报道文本，如其主题、立场、框架、手法、态度等三个方面作为对象进行研究。

在对研究需要和可行性做了分析后，我们采用文献研究法、问卷调查法、文本分析法及内容分析法进行研究。在时间维度上，采取截面研究（cross-sectional study）的方式，截面研究又称横向研究，或横剖研究，即对一个代表的某一时间点的总体或现象的样本或截面的观察，一般用在探索性和描述性研究中，很多解释性研究也属于截面研究。

文献研究法主要指搜集、鉴别、整理文献，并通过对文献的研究发现事物的本质属性，形成对事实的科学认识的一种研究方法。文献研究分为三个阶段，分别为分析和准备阶段、收集和占有资料阶段，以及处理和加工使用阶段。文献就是以书籍、实物、声像材料，以及软件、光碟、网络等为载体记录下来的，用于保存和传递信息的各种资料，主要有档案、相关文件、工作记录、统计数据、报刊、书籍等。本书利用的文献主要包括：通过图书馆数据库查询到的学术论文、电子书籍、新闻媒体的报道、政府部门的报告、统计年鉴、非营利组织的调查研究、纸质书籍，以及其他网络或实体资料。

文献研究法在本书中主要用于：①对理论的梳理，通过理论进行概念的界定，对运用该理论进行研究的中、外文资料进行分析，并制定本书的理论框架。②现有相关研究的搜集和整理，对与本书有关的研究成果、研究方法等进行分析，了解研究进展和状况，并寻找异同点，尤其是对与本书研究方法相近的实证研究的过程和结论进行梳理，以作借鉴和区别。③相关数据收集，包括我国政府对卫生医疗行业的投入比重、卫生医疗行业支出占财政总支出的比重、我国卫生机构数量及卫生总费用、床位数、医务人员数等，并梳理其有统计以来的数据，分析其发展趋势；相关网站上关于医疗纠纷的统计数据以及排名，并将其与以前的数据进行比较，掌握其变化情况，同时，与世界其他代表国家的情况进行比较，了解其在世界范围内的横向情况。而所有文献研究的结果，都可以作为本书内容分析的类目建构，以及调查问卷设计的依据和参考，帮助其更深入地解析研究问题。

第二节　问卷调查法

问卷调查法是一种通过抽取一定规模的随机或非随机样本，依靠调查问卷获得一定数目的量化资料，依赖计算机进行处理和分析的研究方法。问卷调查法能够实现研究者的两个目的——描述和解释。同时它兼有实现描述研究目的和解释研究目的的功能，信度高，能够迅速地、有效地提供有关某一总体的丰富资料和详细信息。在具体操作中，一般采用自填式问卷或结构式访问的方法，系统地、直接地从取自某种社会群体（总体）的样本那里收集资料，并通过对资料的统计分析来认识社会现象及其规律。

问卷调查法在本书中运用于受众研究部分。我们拟定了一份包括34个题项、38个问题的问卷，分为五个部分，包括问卷的引言、受众的媒体使用情况测量、对医院的态度（含认知、情感和行为三方面）测量、对我国医患关系的认知和态度的测量以及个人信息的测量。其中，问卷的引言介绍了本次调查的主题、目的、意义，受众的媒体使用情况测量部分旨在调查受众使用媒体的行为以及对医疗新闻的关注等。对医院的态度测量是本问卷的核心部分，分别调查"对当前我国医患关系的判断""医患纠纷频繁程度的认知""医院医患纠纷处理得当程度的认知""造成我国当前医患关系现状的最重要原因判断""医患纠纷责任归属的态度""对未来医患关系缓和的期望""因为医患纠纷不再相信医生"和"因为医患纠纷就不去医院"等变量。

本问卷在态度的测量部分采用李克特的累积评定法（Likert's method of summated ratings），要求被访者指出对每个项目赞同或不赞同的程度，从而对他的态度进行测量。

在实际进行大规模测试之前，为了提高量表的品质与有效程度，最好进行问卷的预测试。因此本书通过预调查，发现了问卷存在的问题，并对问卷的结构设计、选项以及局部的措辞语气等方面进行了调整。对于样本的容量，不同的学者给出了不同的指导意见。史蒂文斯指出，"对于社会科学研究来说，要想开展有效的统计分析，最小的样本数应该是自变量数量的 15 倍"。[1] 塔巴赫尼克和菲德尔也给出了计算样本容量的一个通用公式：$N > 50 + 8m$，其中，m 代表了研究者希望使用的自变量的数量。[2] 在本研究的问卷中，自变量的数量为 17 个。分别采用斯蒂文斯和塔巴赫尼克等人的公式，计算得到本书所需要的最小样本数为 255（斯蒂文斯：$17 \times 15 = 255$）和 186（塔巴赫尼克和菲德尔：$17 \times 8 + 50 = 186$），因此，本书的最小样本量应为 186 个。

本书属于探索性研究，旨在通过研究探索出媒体的医疗报道与受众的认知、态度方面的关系，因此本书采取的是"滚雪球"的便利抽样方法。所谓滚雪球，就是根据既有研究对象的建议找出其他研究对象的累积过程，通过同学、朋友等人的传递、转发，样本像滚雪球一样，由小变

---

[1] STEVENS, J. Applied multivariate statistics for the social sciences [M]. 3th ed. Mahway, NJ: Lawrence Erlbaum, 1996: 25.

[2] TABACHNICK, B G, FIDELL, L S. Using multivariate statistics [M]. 4th ed. Needham Heights, MA: Allyn an Bacon, 2000: 67.

大。[①] 本书共发放问卷 320 份，回收整理后的有效问卷为 286 份。其中男性被访者有 152 位，占总人数的 53.1%，女性被访者有 134 位，占总人数的 46.9%，两者比例约为 1.13∶1。我们对上海市 20 岁以上（含 20 岁）的居民进行非概率抽样，以 10 岁为一个间距分为 20～29、30～39、40～49、50～59、60 岁及以上五个组别。

取得问卷有效数据之后，将数据录入社会科学统计软件 SPSS11.0，进行处理分析，通过量化的方式把握研究问题的总体情况，寻找变量间的相关、因果等关系。鉴于一般认为所有与变量有关的数据都是在同一时间通过问卷收集来的，很难解释变量之间的因果关系，但可采用根据相关理论提出某种模型，然后将数据导入模型中加以检测的方式来克服以上不足。[②]

第三节　文本分析法及内容分析法

文本分析通常只针对一种社会制成品，如新闻报道、文学作品、电影或海报图片，做解析和意义诠释。[③] 因为文本是由特定的人制作的，因此文本的语义不可避免地会反映人的特定立场、观点、价值和利益。[④] 采用文本分析的方法能够推断文本提供者的意图和目的，补充量化研究的不足。文本分析有三种主要类型，分别是："新批评"细读法、"叙述学"分析法和"符号学"分析法。在本书中，我们使用的主要是"叙述学"分析法来探讨作品中的叙述手段，即一个故事是如何通过叙述被组织起来，成为一个统一的整体的。我们能够通过它了解到那些我们自以为通晓明白的故事、情节、作者、读者、视角、评论等的新含义，一些习以为常的概念甚至被颠覆，一些新的概念随之产生。

"叙述学"分析法，主要包括故事分析（包括故事序列分析、故事类型分析等）与叙述视角分析（包括叙述者的人称、位置、可信度，叙述者

① 艾尔·巴比. 社会研究方法（第十版）[M]. 邱泽奇，译，北京，华夏出版社，2005：179.

② 琼恩·基顿. 传播研究方法 [M]. 张国良，邓建国，译，上海：复旦大学出版社，2009：188.

③ 游美惠. 内容分析、文本分析与论述分析在社会研究的运用 [J]. 调查研究，2003（8）：5 - 43.

④ 文本分析法 [EB/OL]. http://baike.baidu.com/view/3488135.htm.

的声音、速度等）。具体来说包含三个方面：①

一是叙述主体—语态。话语是谁说的，即"叙述主体是谁"在叙述效果和文本意义的表达中至关重要，其中包括"叙述角度"（叙述人、受叙人、人称、视角），"叙述态度"（叙述人声音、干预、聚焦）。

二是叙述方式—语式。事件与话语的关系，即讨论叙述是在怎样的时间、空间中展开的。此中包括"叙述幅度"（时间幅度、空间幅度），"叙述频率"（事件频率、叙述频率）。

三是叙述进程—结构。文章结构（叙述线索、情节安排、话语序列），文体结构（文体互渗）。

基于此，本书将从报道的态度、立场、篇幅、风格、强度等方面对我国医疗新闻报道进行文本分析，以了解每一篇报道的叙述方式和手段，尝试分析记者在医疗新闻报道中表现的意图和目的。②

文本分析主要是针对新闻报道文本的定性分析，在本书中我们还运用内容分析法进行定量研究。克里彭多夫将内容分析定义为根据信息对产生信息的环境进行有效的、可以验证、推断的一种方法。美国传播学家伯纳德·贝雷尔森（Bernard Berelson）将内容分析法定义为"一种对具有明确特性的传播内容进行的客观、系统和定量的描述的研究技术"。克林格的定义相对来说更准确一些：内容分析是以测量变量为目的，采用系统的、客观的、量化的方式，研究和分析传播行为的一种方法。②瑞安认为，内容分析能"将原文减少到以单元为变量的矩阵之中并对这个矩阵进行分析"。③它可以描述传播内容、检验对信息特征的假设、把媒体内容与现实世界进行比较，评估社会中特定群体形象，并作为媒体效果研究的一部分。

内容分析法特别适用于传播、媒体方面的研究，并用来回答传媒研究的经典问题：谁说了什么、对谁说、为什么说、如何说，以及产生什么影响？美国的一些传播学研究者，利用这种方法去分析报纸的内容，了解信

---

① 文本分析法［EB/OL］. http：//baike. baidu. com/view/2389372. htm.

② KRIPPENDORFF, K. Content Analysis：An Introduction to its Methodology［J］. Journal of the American Statistical Association，1984，79（385）.

③ RYAN GORY W, BERNARD H RUSSELL. Data management and analysismethods［A］. InI handbook of qualitative research［C］. 2th ed. Thousand Oaks, California：Sage Publications, Inc, 2000.

息发展的倾向，随后，内容分析的范围渐渐扩大，内容分析法已成为传播学的一种重要的研究手段。

内容分析一般按照以下步骤进行：[①]①选择待分析的文本或信息；②将待分析的文本或信息分类；③统一各编码者在分类上的不同意见；④如果不能分析全部信息，则进行抽样分析；⑤对信息进行编码；⑥结合研究假设或研究问题，解释编码。

罗文辉教授根据侯士提（Holsti）的论点，把内容分析的设计模式分成下列六种：①比较传播内容的趋势；②评估情势对传播内容的影响；③评估阅听人对传播内容的影响；④分析传播内容变量间的关系；⑤比较传播者之间的差异；⑥评估传播者的表现。[②] 因此，内容分析法适用于本书中医疗新闻报道的媒体呈现各方面的研究。

一、抽样方法

由于受众调查的问卷是于 2011 年 12 月 27 日发出的，因此，本书研究的时间范围选定为 2011 年全年。我们采用信息传播研究中常用的构造周抽样法（consturcted week or composite week sample）。这种抽样方法的原理是从不同周中随机抽取星期一至星期日的样本，并把这些样本构成"一个周"，即构造周。根据研究证实，一年当中只要抽取 2 个"构造周"数据就能够可靠地表现总体。因此，我们在 2011 年 1~12 月中，按照星期的要求，随机抽取了 14 天组成了 2 个"构造周"，具体日期为：1 月 17 日、1 月 29 日、2 月 13 日、2 月 23 日、3 月 9 日、4 月 4 日、4 月 26 日、5 月 13 日、6 月 18 日、7 月 14 日、8 月 30 日、9 月 25 日、10 月 21 日、12 月 22 日。按照这个方法对新浪、网易、腾讯三大网站的新闻进行抽样，以每个被选网站作为新闻源（即分别在新浪、网易、腾讯上能搜索到的、隶属于国内新闻版块的，且以医院为主要报道对象的新闻文章）。将文章界定为有标题、有署名、有确切来源的消息、通讯、评论、视频、图片（包括照片、图标、漫画）等，不包括政府公告和某些医院广告。部分文章能明显

① 琼恩·基顿. 传播研究方法［M］. 张国良，邓建国，译. 上海：复旦大学出版社，2009：252.
② 罗文辉. 精确新闻报道［M］. 台北：正中书局，2005：183.

看出是否属于软广告性质的新闻，这类新闻不属于本书的分析对象范畴，予以人工删除。除此之外的可用新闻共计 276 则，26 万余字。

二、类目构建

该部分以框架理论为指导，借鉴阿兰·贝尔于 1997 年构建的新闻文本的话语结构（见图 3-1）对媒体报道进行分析。框架理论指的是人们用来阐释外在客观世界的心理模式，所有我们对于现实生活经验的归纳、结构与阐释都依赖于一定的框架。框架能够使我们确定、理解、归纳、指称事件和信息。根据受众调查中受众对媒体的选择，回溯媒体的报道内容，确定内容分析的对象，选定样本进行抽样，并调整、确定分析类目，根据类目对样本进行编码，并通过社会学统计软件 SPSS 工具做处理和分析。

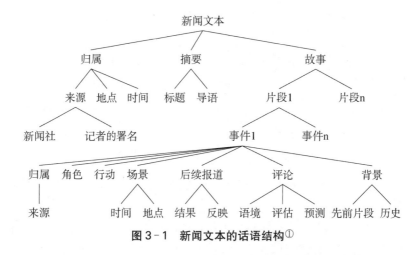

图 3-1　新闻文本的话语结构①

根据框架理论的分析结构，结合本书的实际需求，我们建构了以下类目：

（一）报道主题

报道主题，即新闻报道的主要内容。由于在样本的选取过程中，我们已经选择医院作为主要报道对象，包括医院的硬件医术、医疗行为以及医

---

① Bell A. The discourse structure of new stories [M]. Oxford: Blackwell Publishers, 1998: 76.

务人员等内容。因此，本书的报道主题具体分为：医患交流（包括医生态度、与患者的沟通、纠纷处理等）、医疗技术（对疾病治疗的开展或研究）和效果、医院环境（安全问题、病房条件）、医疗费用（正常收费、过度收费）、就医便利程度（包括院前与院内治疗，如等候时间、挂号方式、拥挤程度等）、医院设备条件（现有/引进设备）和其他（除上述六项之外的）七大类。

（二）报道属性

本书借由分析报道中事件的属性来推断报道的属性。我们将报道属性分为正面、负面、中性三种，报道显示的情感分为正面/温馨、负面/批判/质疑、中性/混合/无法判断三个类别，对应的报道文章分别是正面（肯定）报道、负面（批评）报道、中性（白描式）报道。

（三）利益立场

利益立场指新闻报道文章中记者是从哪一方的角度出发，维护哪一方的利益。在本书中，主要包括医务人员和患者两方的利益立场。

（四）报道类型

报道类型指文章的体裁，网络媒体上的文章包含：消息、通讯、评论、视频、图片（仅指照片、图标、漫画新闻，文章中的插图不计入内）这五大类报道类型。

（五）消息来源

虽然本书的样本是从新浪、网易和腾讯三大门户网站上搜集的，但这些新闻消息主要是从各大媒体网站上转载过来的，在文章中也会注明该则新闻的来源。因此，这里的消息来源指的是新闻报道本身的出处，包括报纸、广播、通讯社、电视等。

（六）报道篇幅

报道篇幅主要根据文章的字数进行判断。就一般报纸上的新闻而言，100～400 字为小稿件，400～800 字为常规稿件，800 字以上的为大稿件。

（七）报道风格

这里的报道风格主要指的是文章中事件的呈现方式，即记者是以什么方式来讲述新闻事实、吸引受众关注的。新闻报道主要有顺叙（按照事件发展的自然顺序叙述）、倒叙（结果前置，按照从结果到原因的顺序叙述）、插叙（顺叙和倒叙穿插叙述）三种方式，另增加评论性文章的评论方式。大多数情况下，报道风格可以通过分析新闻报道导语来确定。

（八）报道结论

考虑到医疗新闻很多时候是对就医过程或是医患纠纷的报道，这些事件往往会有一个结果，而且，作为受众形成医患关系态度的重要依据，医疗新闻报道也十分需要有明确的结论。因此，本书特设置报道结论这一类目，考察现有医疗报道文章是否完成（即是否有结果）。

（九）报道强度

报道强度指的是报道对受众的刺激程度，换而言之，表示报道在一段时间内出现在受众面前的频率。

（十）双方出场

在医疗新闻中，尤其是在涉及医患纠纷的新闻报道中，往往会出现偏重某一方、忽略某一方的情况。张茜茜指出，"大众媒体上话语权主要掌握在权威（41.3%）和患者（34.3%）手中，一般医护人员表达意见的机会少（11.6%）""'医生'却经常以匿名的形式出现，如'该医院的医生''某先生的主治医生''一位不愿意透露姓名的医生'等"。[①] 因此，我们研究在同一篇新闻报道中，医生和患者是否均出场的情况以及双方在文中出场的比例。

（十一）可信度

可信度可以从两个方面判断，一是信源的可信度，即新闻报道出处本身的可信度，一般认为权威媒体的可信度高于不知名媒体的可信度，如新

---

① 张茜茜. 沉默的天使——论大众媒体医务人员话语权的缺失［Z］. 2006 中国传播学论坛论文.

华网的可信度高于一般网站的可信度；二是文章的专业程度，即考察新闻报道中是否援引专家观点或是否进行专业核实和分析。

三、信度检测

在内容分析中，信度（reliability）是非常重要的概念。客观的内容分析要求它的测量和程序都必须是可靠的。我们对这种可靠性（或信度）的理解是：如果对同样的数据材料进行反复测量，得到的结论应该是相似的。编码员间信度是指各自独立的编码员在按照同样的编码准则对同样的内容进行编码时，结果的一致程度。

信度，即可靠性（trustworthiness），信度检测，即指测验结果的一致性（consistency）或稳定性（stability）。内容分析的编码如果是由一位编码员完成的，需要计算编码员的稳定性或内在信度（intra-observer reliability）；如果是由两位编码员完成的，则需要进行编码员间的信度检测（intercoder reliability）来检验编码员间达成一致的程度；如果内容分析是由多位编码员完成的，则需计算编码员的复合信度（composite reliability）。通常信度系数要达到 0.75 以上，才能符合最基本的要求。

检定内容分析的信度，最常用的公式，是计算编码员的稳定度或内在信度，这种信度检定的公式及计算方式如下：[①]

$$R = \frac{2M}{N_1 + N_2}$$

R：稳定度或内在信度；

M：前后两次编码结果相同的次数；

N_1：第一次编码的次数；

N_2：第二次编码的次数。

通过上述公式，我们对本次研究进行了信度检验，结果显示各类目信度均介于 0.89～1.00 之间，整体信度也达到了 0.95，符合基本要求。

---

① 罗文辉. 精确新闻报道［M］. 台北：正中书局，2005：186-188.

第四章

医疗行业数据研究

1997 年颁布的《中共中央、国务院关于卫生改革与发展的决定》，被视为我国医疗卫生体制改革的一个里程碑。[1] 我国的医疗卫生体制改革开展以来，取得了令世人瞩目的成绩。纵向观之，我国人均期望寿命由 1949 年前的 35 岁提高到 73.5 岁，婴儿死亡率由 200‰下降为 13.1‰，孕产妇死亡率由 15‰下降为 0.3‰，居发展中国家的前列。[2]

那么，我国目前（研究时段）的医疗卫生水平在世界范围内的情况又是怎样的呢？我们做了进一步的概括和总结。我们按照国际惯例，以"期望寿命""健康寿命""新生儿死亡率""婴儿死亡率"以及"5 岁以下儿童死亡率"作为判断我国卫生状况的五大指标。在有记录的 193 个国家中，2009 年我国期望寿命为 74 岁，位居第 60 位；2007 年我国健康寿命为 66 岁，排在第 66 位。而 2009 年我国新生儿死亡率为 11‰，在 193 个国家中排名第 89 位；婴儿死亡率为 17‰，位列第 89 位；5 岁以下儿童死亡率是 19‰，位列第 87 位。[3] 从上述数据可以看出，我国的卫生状况不容乐观，在世界范围内属于中下水平。

本章梳理了我国卫生资源状况、费用及投入情况和医疗投诉情况等，将之作为我国医疗行业的客观现实，并探讨医患关系与其的内在联系。

---

① 梁中堂. 论目前我国医疗卫生体制改革走向 [N]. 光明观察，2006 - 10 - 30.
② 陈竺. 我国孕产妇死亡率 20 年间降低 68.3% [N]. 中国妇女报，2011 - 8 - 19.
③ 世界各国卫生状况. https：//www.docin.com/touch-new/preview-new.do?id＝2064647807.

第一节 医疗行业数据

本书采用《2011年中国卫生统计年鉴》（下文简称《年鉴》）进行梳理和分析，从中概括出截至2010年我国医疗卫生事业的基本情况。

首先，我们以五年为间隔，对1949～2010年的全国医院数、卫生人员数和卫生设施数以及它们的变化趋势进行分析。

一、医院数量

如图4-1所示，经过60年的时间，我国医院数量由1949年的2600家增至2010年的20918家，增幅达700%。截至2011年11月底，全国医疗卫生机构数达95.3万个，其中医院2.2万家，与2010年同期相比，全国医疗卫生机构增加20441个，医院增加1090家。可以看出，我国医院和医疗机构数以相对稳定的增长率逐年增加。

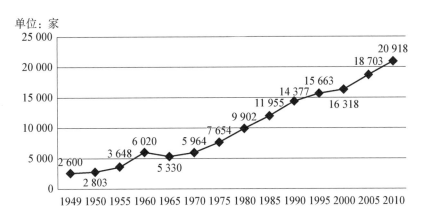

图4-1 1949～2010年的医院数量

二、卫生人员数

那么，在医院和医疗机构数增长的同时，卫生人员数的情况如何？我们从图4-2中可以明确看出近60年我国卫生人员数的变化情况。这里的卫生人员是指在医院、基层医疗卫生机构、专业公共卫生机构及其他医疗卫生机构工作的职工，包括卫生技术人员、乡村医生和卫生员，其他技术人员、管理人员和工勤人员。从图 4-2 中我们可以看出，与医院数量的稳定性增长不同，卫生人员数在 1965 年至 1970 年间有一个增长的高峰期，从 1 872 300 人一跃增至 6 571 795 人，并继续保持增长，但在 1985 年却又下滑至 5 606 105 人，此后呈逐年增加的态势。

单位：万人

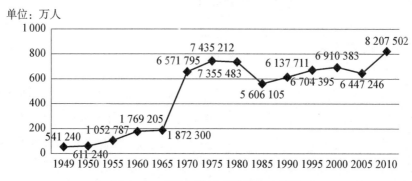

图 4-2　1949～2010 年的卫生人员数

三、床位数

从图 4-3 中，我们看到，1949～2010 年的医院床位数呈 "J" 型增

单位：万张

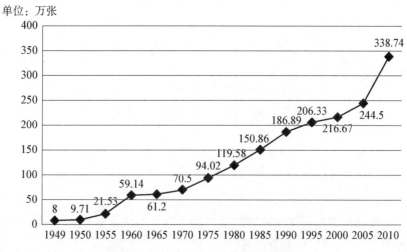

图 4-3　1949～2010 年的医院床位数

长。在1949年，我国医院的床位数仅有8万张，但在2010年，达到了338.74万张，是前者的42.3倍之多。就病床使用情况而言，2011年1～11月期间医院病床的使用率为90.5%，同比提高了1.4个百分点。尽管如此，在现实生活和媒体报道中，医院的病床还是处于供不应求的状态。

四、诊疗人数

《年鉴》中记录了自2004年起至2010年间每年医院的诊疗人次数。如图4-4所示，截至2010年，我国医院诊疗人数达203663.3万人次。每年的诊疗人数增量约为10～20亿人次。中华人民共和国卫生部公布的"2011年1～11月全国医疗服务情况"显示，在上述时间范围内，全国医疗卫生机构总诊疗人次达53.3亿，同比提高5.0%。其中，医院诊疗人次为19.3亿，同比提高8.3%。出院人数为12894.7万人，同比提高4.4%，其中医院出院人数为9130.7万人，同比提高10.7%。

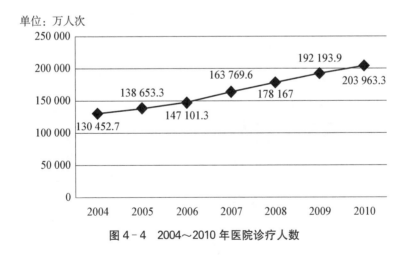

图4-4　2004～2010年医院诊疗人数

五、卫生总费用

卫生总费用，是指一个国家或地区在某一时期内，为开展卫生服务活动从全社会筹集的卫生资源的货币总额。它反映了在一定经济条件下，政府、社会和居民个人对卫生保健的重视程度和费用负担水平。

　　图4-5反映的就是自1978年有统计以来到2010年我国的卫生总费用情况。2010年我国卫生总费用达到19 921.35亿元，在32年间增幅达到17 976%。分析2010年的卫生总费用构成，我们可以得知，在19 921.35亿元中，有36%来自社会卫生支出，[①] 共计7 156.55亿元；有35%，即7 076.17亿元来自个人卫生支出；政府支出是占比最少的一部分，只有29%，仅为5 688.64亿元。在发达国家，居民个人的卫生支出仅占27%，因此我们可以得出结论：我国政府对卫生行业的重视程度不高，很大一部分的经费还是由社会和个人承担，也就是说，虽然我国医疗卫生事业获得发展，但是居民待遇仍需要得到进一步的关注和改善。

单位：亿元

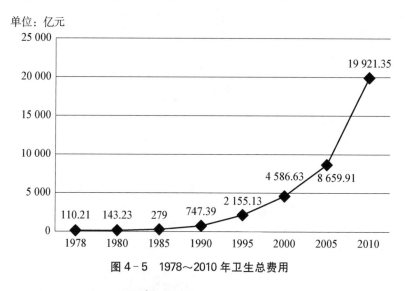

图4-5　1978～2010年卫生总费用

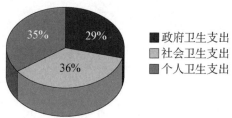

图4-6　2010年卫生总费用构成

---

① 社会卫生支出指政府支出外的社会各界对卫生事业的资金投入，包括社会医疗保障支出、商业健康保险费、社会办医支出、社会捐赠援助、行政事业性收费收入等。

　　具体而言，我国对卫生事业的资金投入如图 4-7 所示，在 1978～2010 年间，虽有起伏，但仍处于稳步增长的阶段。这体现了我们国家和社会对卫生事业的投入逐渐增加，亦说明对居民健康的重视程度有所提高。但是，我们看到 2010 年我国卫生总费用占 GDP 比重的最高值仅为 5.01%，而世界卫生组织规定某一国家的卫生总费占该国国内生产总值的下限是 5%，我国才刚刚达到世卫组织规定的下限。

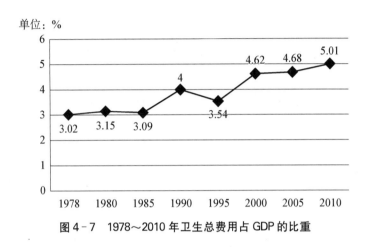

单位：%

图 4-7　1978～2010 年卫生总费用占 GDP 的比重

六、人均卫生费

　　就人均卫生费而言，1978 年为人均 11.5 元/年，而在 2010 年，则增长到了人均 1487 元/年。尤为值得关注的是，在 2005 年至 2010 年这 5 年间，人均卫生总费用从 662.3 元增至 1487 元（见图 4-8），增幅达 124%，无怪乎在问卷调查中，调查对象对医疗费用的关注度较高。

七、政府卫生支出

　　随后，我们抽取 1990～2010 年这 20 年间的政府卫生支出情况做进一步分析，考察它在财政支出、卫生总费用以及国内生产总值的比重。
　　图 4-9 中的三条曲线分别表示的是政府支出占卫生总费用的比重、占财政支出的比重和占国内生产总值的比重。可以看到，第一条曲线明显呈

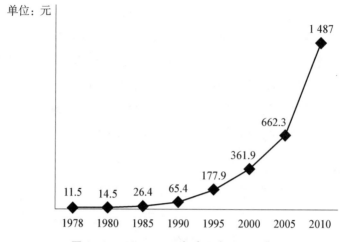

图4-8 1978～2010年我国人均卫生费

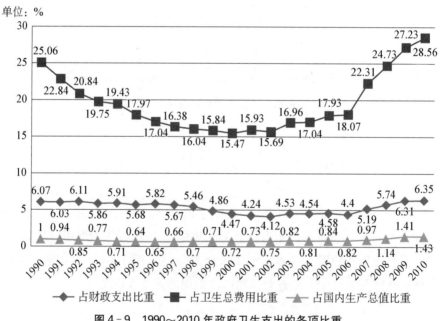

图4-9 1990～2010年政府卫生支出的各项比重

U型，说明政府卫生支出占卫生总费用的比重曾经有所下滑，但从2006年起稳步增长。到2010年，保持在28.56%。而政府卫生支出占财政支出的比重曲线则非常平稳，1990年占比6.07%，中间虽有减少，但2010年仍回到6.35%。政府对于卫生事业的支出占国内生产总值的比重非常小，一直在1‰～2‰之间徘徊，近20年间，也非常平稳，2010年达到最高，为1.43‰。

八、每千人医疗资源

如图4-10所示，我们可以看出2011年世界卫生组织发布的澳洲、英国、美国、韩国和中国的每千人口医疗资源的情况。在澳洲平均每1000人拥有2.99位医生，在中国平均每1000人拥有1.42位医生，还不到澳洲的一半水平。其他依次是：英国（2.74）、美国（2.67）、韩国（1.97）。

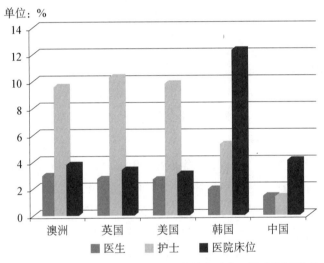

图4-10　2011年世界卫生组织公布的每千人口医疗资源情况

每千人拥有的护士数，英国最多，每千人有10.3名护士；澳洲第二，9.59名；美国第三，9.82名；韩国第四，5.29名；中国依然最少，只有1.38名。由此，我们得知中国平均每千人中拥有的医务人员数在世界范围内处于相对较低的水平。

但是在每千人病床数方面，中国位列第二，有4.1张，韩国最多，12.3张，澳洲、英国、美国分别以3.8、3.4、3.1张排在第二、三、四位。因此我们说，我国的医院病床数处在世界领先位置，但是医务人员数则处于落后水平，这也是造成医患关系紧张的一个原因。

从以上数据我们可以看出，我国卫生事业发展的总体情况是呈稳步增长的态势，具体表现为：诊疗人数和出院人数均稳步增加、医院数量逐年增多、卫生人员数在剧增之后趋于稳定。但与此同时，我国的医疗卫生事业还存在着不少问题。一方面，政府对卫生事业投入过少，直接导致人均医疗费用过高，五年间翻倍增长；另一方面，我国病床数属于世界领先，但医务人员数量在世界范围内处于较低水平，卫生人员增长跟不上医院和医疗机构的增长速度，也就造成了就医等待时间过长、医患交流不够充分等民众就医需求无法满足的现象。这两方面易导致患者就医时的愉悦程度降低，引发医患矛盾。

第二节　医疗纠纷数据

一、医疗纠纷数量

首先我们来看一看国外的医疗纠纷情况。一些国家的医疗纠纷呈现逐年上升的趋势，以德国为例：根据统计，德国的医疗纠纷逐年增加，1997年发生医疗纠纷 8 884 件，2001 年发生 10 739 件，2003 年发生 11 053 件。日本每年发生的医疗纠纷平均约有 10 万件，按照大约 20 万名医生的数量来分配，每一名医生平均每年可能会出现 0.5 件医疗纠纷。另据美国医疗学会的调查报告，对 100 名医生提起的诉讼案件数，从 1980 年的 3.2 件增加到了 1985 年的 10.1 件。根据海因利希法则[①]原理计算，美国一名医生一年的医疗纠纷发生率已经很高。

我国卫生部数据显示，平均每年每个医疗机构发生医疗纠纷的数量为 40 起左右。从《年鉴》可知，截至 2011 年底，我国医疗机构数为 95.3 万个，就此估算 2011 年底我国医疗纠纷总数约为 3812 万件。根据世界卫生组织 2011 年公布的数据可知，我国平均 1 000 人拥有 1.42 位医生，若按 13 亿人口的总数计之，2011 年我国共有 184.6 万名医生，依此计算可得，2011 年我国平均每名医生遭遇医疗纠纷约 2 起，多于日本医生的年平均

---

① 海因里希法则又称"海因里希安全法则"或"海因里希事故法则"，是美国著名安全工程师海因里希提出的 300：29：1 法则，即当一个企业有 300 个隐患或违章，必然要发生 29 起轻伤或故障，在这 29 起轻伤事故或故障当中，有一起重伤、死亡或重大事故。

数，而少于美国医生的年平均数。由此可见，我国的医疗纠纷情况相对而言并不算多（当然，这里也许存在计算口径不一致的问题），但我国的医患矛盾比世界其他国家显得更加尖锐和剧烈，这一现象值得关注。

二、医疗投诉类别

从图 4-11 显示的 2011 年医疗投诉各类别的分布情况中，我们可以归纳出引发医疗投诉的原因。由图可见，在 1593 件的医疗投诉中，最多的是关于质量的投诉，有 599 件，占比 32%；其次是其他，共 318 件，占 17%；价格和计量均为 306 件，各占总投诉数的 16%，并列第三。其后依次是：安全 122 件（7%）、广告 117 件（6%）、营销合同 57 件（3%）、人格尊严 22 件（1%）、假冒 13 件（1%）和虚假品质 12 件（1%）。

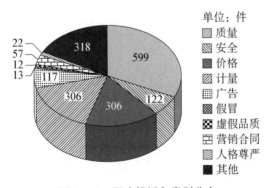

图 4-11　医疗投诉各类别分布

可见，引发医疗投诉的原因首先是医疗技术和效果，其次是医疗费用（计量投诉落实到消费者身上也与费用有关），再次是医疗安全。广告问题、医患交流和虚假品质等也是医患矛盾的诱因。

第五章

媒体内容对
受众的影响

　　本章梳理了对 286 份受众调查问卷的 SPSS 处理分析结果，厘清受众的医患关系认知及态度，以及影响医患关系的诸因素。本章根据调研分析结果，首先是从媒体使用、医疗报道关注和参与、医患关系认知、就医体验、媒体卷入与评价，以及人口统计学变量六个维度进行频次分析，把握受众自身各方面的情况；其次，通过卡方分析和相关分析的方法，对受众医患关系认知和态度和其他变量之间的关系进行研究，探究两者间的相关关系的显著程度和相关强度。

第一节　样本采集与分析单元

　　本次研究共回收问卷 320 份，其中经审核、复查后确认合格的有效问卷为 286 份，成功率为 89.3%。本书将有效样本在男女比例、年龄、教育程度、人均年收入、常住人口数等方面与《2011 年上海统计年鉴》相比对，进行统计加权，使其与《年鉴》基本符合。问卷题项按照调查目的分为六组，分别为媒体使用、医疗报道关注和参与、医患关系认知、就医体验、媒体卷入与评价，以及人口统计学变量。分析中涉及的变量及其测量方式如下：

一、人口统计学变量

　　在 286 份有效问卷中，男性被访者有 152 位，占总人数的 53.1%，女性被访者有 134 位，占总人数的 46.9％，两者比例约为 1.13∶1。年龄上，如图 5－1 所示，20～29 岁有 70 人（24.5％）、30～39 岁有 67 人（23.4％）、40～49 岁有 76 人（26.6％）、50～59 岁有 60 人（21.0％）、60 岁及以上有 13 人（4.5％）。

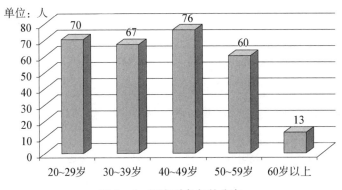

图 5－1　调查对象年龄分布

如图 5－2 所示，教育程度分为七档：小学及以下（3.8％，11 人）、初中（6.3％，18 人）、高中（23.8％，68 人）、大专（15.7％，45 人）、大学本科（37.8％，108 人）、硕士（11.5％，33 人）、博士及以上（1.0％，3 人）。标准化处理为 1～7 级，M（均值）＝4.16。个人平均月收入 M＝5.12，在"3000～3999"与"4000～4999"之间。

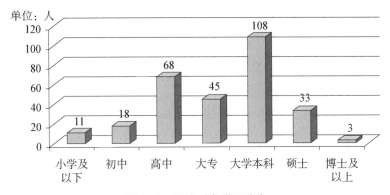

图 5－2　调查对象学历分布

二、媒体使用

这组变量揭示了受众的新闻暴露情况,即受众每天阅读和观看报纸、电视、网络新闻的时间。报纸新闻的日均阅读时间为 1.93,其中选择"几乎不看"的人数最多,为 147 人,占总数的 51.4%。电视新闻的日均收看时间为 3.10,其中选择"几乎不看"的人数最多,为 89 人,占总人数的31.1%。网络新闻的日均收看时间为 3.11,其中选择"16~30 分钟"的人数最多,为 124 人,占总人数的 43.4%。因此,无论是从使用时间还是使用人数来看,网络都已经成了受众获取新闻的首选媒体。

三、医疗报道关注和参与

在对医疗报道的关注上,研究测量了"对医疗报道的关注程度""关注的内容""了解医疗新闻的渠道"三个维度。在"关注程度"上,设计了"从不关注""偶尔关注""一般""经常关注"和"总是关注"五个选项,用五级量表测量,1 表示"极少",5 表示"总是"。通过均值检验,M=2.10,即研究对象对医疗报道的关注程度倾向于"偶尔关注",关注程度较低。

在关注内容上,通过将"医患交流""医疗技术和效果""医院环境""医疗费用""就医便利程度""医院设备条件"这六个选项按照关注程度排序,得知:医疗技术和效果、医疗费用和就医便利程度分别排在前三位。而医患交流、医院环境和医院设备条件则最不为关注。

在"关于医疗方面的新闻,您最主要是通过什么渠道了解到的"这一问题上,如图 5-3 所示,网络渠道被选最多,有 132 人,占 46.2%,之后依次是:与别人交谈,即人际传播渠道 74 人(25.9%),报纸 52 人(18.2%),电视 27 人(9.4%),广播 1 人(0.3%)。由此可见,网络是人们了解医疗方面新闻的最主要渠道,人际传播次之;报纸和电视不是人们获取医疗新闻的主要渠道,而人们几乎不会通过广播来获取相关信息。

究其原因,或许与大众媒体的版面或时间有限、新闻内容所占比例经过了筛选和调整有关;而网络媒体不受版面和时间限制,信息量大,且受

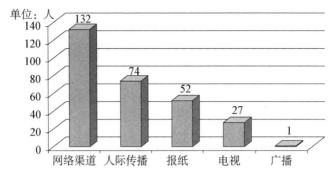

单位：人

图5-3 了解医疗新闻的渠道

众的主动性强；人际传播则更是如此，话题完全由参与人际沟通的成员设定。

研究还针对受众对医疗报道的参与程度设计了"是否主动搜寻"和"是否主动讨论"两个问题予以检验，同样也使用了五级量表。在"您平时会主动搜寻医疗报道吗"这个问题中，1表示几乎不会，5表示经常会。51.4%的人（147人）选择了"几乎不会"，也是占总人数比例最大的人群。这一变量的均值为1.79，表示人们很少会主动搜寻医疗报道。亦可理解为在调查对象当中，对医疗报道内容低认知闭合需要的多，[①] 对模糊信息容忍程度较高。在"您平时会主动和人讨论相关议题吗"这一题中，选择"很少讨论"的人数最多，为115人，占总人数的40.2%，"很少"和"几乎不讨论"的人数有70.1%之多，表示人们很少或几乎不会主动讨论相关医疗议题。

从上述检验中，我们发现上海居民对医疗新闻的关注度不高，参与度不高，表现为很少主动搜寻和主动讨论相关议题。整体而言，居民对医疗新闻的主动性不强，多为被动接收，无强烈的医疗新闻信息需求。通过纽科姆的"A-B-X模式"，我们可以推断，目前我国大部分受众对医疗方面内容的认知达到了较高的一致性。在渠道和关注内容上，网络媒体是主要渠道；在医疗技术、医疗费用和就医便利程度，以及治疗结果、花费开销，这些与就医过程最为相关的因素是主要关注内容，而人们对医患关系、医院环境和医院设备条件则不是那么关心。检验结果与人们去医院就

---

① 闭合需要，指的是对一个主题得出确定答案而不是停留在混乱或模糊状态的意愿。

医的目的完全相符,符合逻辑。

四、医患关系认知和态度

这组变量旨在考察媒体环境下居民对我国医患关系的认知和态度。

对我国医患关系的态度,通过"您认为当前我国医患关系是怎样的""您从何形成此结论""您认为造成我国当前医患关系现状的最重要原因""您认为当前我国医患纠纷频繁吗""您认为在一般情况下医患纠纷的责任归属""总的来说我国医院对医疗纠纷的处理是否妥当""不再相信医生"和"不去医院就诊"这八个问题来考察。

通过五级量表(其中1为紧张对立,2为对立多于合作,3为一般,4为合作多于对立,5为融洽合作)对我国医患关系的评价检测后得知,均值为1.9,研究对象对我国医患关系的评价偏向对立多于合作。从表5-1可以看出,在人数上,选择对立多于合作的有213人,占74.5%;其次是紧张对立,有54人,占18.9%;而选择融洽合作的为0人,选择合作多于对立的也只有6人,占2.1%。由此可见,我国医患关系在"观念现实"中明显倾向于负面评价。

表5-1　对当前我国医患关系评价

		频次	百分比	有效百分比	累计比率
对我国医患关系的评价	紧张对立	54	18.9	18.9	18.9
	对立多	213	74.5	74.5	93.4
	一般	13	4.5	4.5	97.9
	合作多	6	2.1	2.1	100
	总数	286	100	100	

观察图5-4可知,在形成上述结论的来源中,"新闻报道"是占第一位的(154人,53.8%),其次是"与别人交谈"(77人,26.9%)、"亲身体会"(25人,8.7%)、"网上帖子"(24人,8.4%)、"电视剧"(2人,0.7%)和"其他"(4人,1.4%)。因此我们说,媒体塑造的"媒体现实"是受众的"观念现实"的第一来源,新闻报道在影响受众对我国医患关系

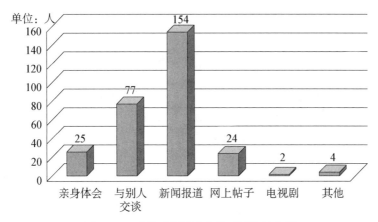

图5-4　形成对我国医患关系评价的来源

的认知和态度的作用上，大于亲身体会和人际传播。

由图5-5可知，在调查对象心目中，医疗体制不完善（39.1%）、社会信任缺失（18.8%）、新闻媒体的负面作用（13.5%）、医院内部管理不善（12.1%）、医生道德低下（10.6%）、患者对医疗行业预期过高（5.8%）是造成我国当前医患关系现状的最主要原因。数据显示，医疗体制不完善被认为是造成我国当前医患关系现状的首要原因。医疗体制、社会信任是宏观层面的因素，新闻媒体、医院管理是中观层面的因素，医生道德和患者期望则是微观层面的因素。因此，调查对象对于我国当前医患关系现状的成因选择基本遵循"宏观—中观—微观"的顺序。新闻媒体在

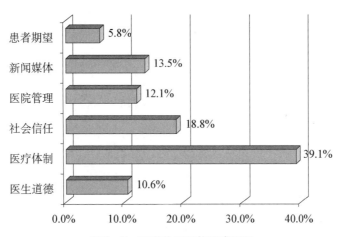

图5-5　医患关系现状形成原因

形成医患关系的认知和态度过程中的作用排在第三位，它的影响不容小觑。

对于"您认为我国医患纠纷频繁吗"这个问题，选择"非常频繁"和"比较频繁"的有近70%之多，选择"非常频繁"的占55.9%，共160人。同时，根据医患纠纷频繁程度的均值测算结果 $M=2.43$，可以得出研究对象认为我国的医患纠纷比较频繁的结论。

对"您认为我国医院目前每天平均有多少起医患纠纷"这一问题的检验结果如图5-6所示。36.3%的人选择了61～80起，18.6%的人选择了81～100起，20.5%的人选择了41～60起，13.7%的人选择了100起以上，4.7%的人选择了1～20起，6.2%的人选择21～40起，0人选择少于1起。可见，多于半数的调查对象认为我国每所医院年平均医患纠纷数超过了60起。

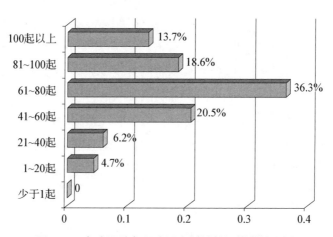

图5-6　每家医院年平均医患纠纷数评估人数比例

对于"一般情况下，医患纠纷的责任归属"，选择"不确定"的最多，有39.5%。其余依次是："多数在医生"（21.7%）、"多数在患者"（20.6%）、"医患各半"（16.8%）、"完全在医生"（1.4%）。由此可以看出，调查对象并未把纠纷责任都归于医生，而是医、患各占一半，同时，近四成的人对医患纠纷的责任归属不甚明晰。

绝大多数的调查对象认为，总体而言我国医院对医患纠纷的处理是不妥当的，如图5-7所示，选择"非常不妥当"和"比较不妥当"的共有

204 人，占总人数的 71.3％。二者分别为 46 人（16.1％）和 158 人（55.2％）。认为"一般"和"比较妥当"的分别为 48 人（16.8％）和 34 人（11.9％）。没有人认为医院对医患纠纷处理"非常妥当"。

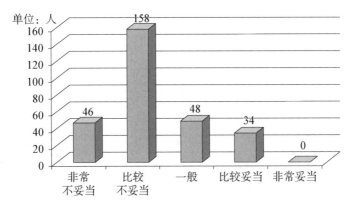

图 5-7　认为医患纠纷处理妥当程度的人数分布

调查还从"不再相信医生"和"不去医院就诊"两个方面考察受众对医患关系的认知引发的后果。在"不再相信医生"这一问题上，选择"肯定不会"的占 36.7％，他们对医生的信任很坚定，并未受到医患纠纷事件的影响。但仍有 63.3％的调查对象表示受到医患纠纷事件的影响，其中甚至有 11.2％的人选择"可能会"。这一现象值得关注，医患纠纷对我国民众对医生的信任程度可能有着很大的影响。在行为的层面，没有人因为医患纠纷而不去医院就诊，"肯定不会"的有 74.1％之多，"可能不会"的也有 22.0％。只有 2.1％的人表示"可能会"，1.7％的人表示"不知道"。由此可见，无论医患纠纷是否发生，去医院就诊对于绝大多数人来说都是刚性需求，他们的就诊行为也不会受到医患纠纷的影响。

五、就医体验

问卷通过 5 分制的打分题，对参与调查的样本进行"就医体验"的测量，其中"1"为十分不快，"5"为非常愉快。286 人的检测结果的平均值 $M=2.86$，低于平均分 3 分。因此，被调查对象的就医体验不能称之为"愉快"，反而更加倾向于"不快"。

　　我们随之对引起不快的因素进行分析，研究显示三大主要原因为："费用高"（61.9％）、"医生态度不好（包括问诊时间短、过程潦草、解释不够清楚等）"（55.8％）、"就诊流程麻烦"（52.7％）。与"居民对医疗报道中内容的关注"的结果比对发现，虽然人们并不十分关注医疗报道中医患关系的内容，但"医生态度不好"却是导致他们就医体验不快的第二大主要原因。这与第四章中医疗行业的客观现实数据不谋而合，政府投入少，因此医疗费用高；设计不科学，导致就诊流程麻烦；医务人员数少，导致医患交流不充分。由此推测，目前我国患者就医体验不快主要是医疗体制不完善造成的。

　　针对"过度医疗"，本问卷设计了"您去医院就诊时，医生让您做的检查，您认为有必要吗"这一问题。调查结果证明，大部分人（67.1％）认为"不必要"，其中认为"完全不必要"的占总人数的1.7％，认为"有些不必要"的占65.4％。而认为"比较有必要"和"十分有必要"的只有18.2％。研究结果表明，人们认为，医院的有些治疗是不必要的，现实生活中的确存在"过度医疗"的问题，过度医疗与就医体验不快有显著的正相关关系。

　　令人好奇的是，对于"大医院的纠纷比小医院少"这一观点，只有不到半数的调查对象（47.9％）表示赞同，其中"完全赞同"的只有25人（8.7％），而不赞同的有37.1％之多，这与大医院技术好、服务好、口碑好的惯有印象存在极强的不一致性。

六、媒体卷入

　　本书将"媒体卷入程度"定义为个人的担心程度，设计了五级量表回答"您担心媒体中报道的医患纠纷事件发生在自己身上吗"和"您认为媒体中报道的医患纠纷事件有没有可能发生在您身上"两个问题。被调查者的回答分别从"1 几乎不担心""2 偶尔担心""3 一般""4 经常担心"到"5 总是担心"和从"1 非常不可能""2 不可能""3 一般""4 可能"到"5 非常可能"。数据分析表明（见图5-8），"偶尔担心医患纠纷发生在自己身上的"人比较多，有52.1％，已过半数；"经常担心"和"总是担心"的人数总和为16.4％，占少数。"认为医患纠纷可能发生在自己身上"的人数占总人数的 57.3％，也超过了半数；认为"不可能"和"非常不可能"的只有 8.4％。这说明，人们还是对媒体上报道的医患纠纷有一定担心，从某种程度上说，人们的媒体卷入程度较高。这也从侧面说明了我国民众对医疗行业信心不足。

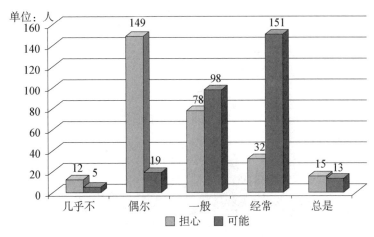

图 5-8　媒体卷入情况分布

鉴于多数被调查者认为医患纠纷可能发生在自己身上，我们设计了以下问题考察他们如果"在就医过程中发生医患纠纷"的应对措施，选择较多的措施依次是与院方沟通、联系媒体、到相关部门投诉。联系媒体是人们在遭遇医患纠纷时的第二选择。

媒体在医患纠纷的发生和解决过程中起到了一定的作用，这一现状值得医院方面关注。患者在发生医患纠纷时第一反应还是与院方沟通，但一旦医患纠纷处理不当，就将面临媒体的介入。因此，医院应谨慎处理医患纠纷，反之易导致医院的形象和名誉受到考验，而形象和名誉一旦破坏，再想恢复就十分困难了。

七、责任推定与评价

对于发生于 2011 年 9 月 15 日的"北京同仁医院徐文医生被砍事件"，主流媒体一度噤声，9 月 24 日中央电视台主持人白岩松在《新闻周刊》节目中以"医患之伤"为题首次对这一案件进行报道和评论。而早在该事件发生的当天，微博、社交网站、论坛等网络平台上就已掀起了热烈的讨论和传播的热潮。一时间，社会上对医患纠纷的关注和讨论达到了顶峰。

　　图5-9显示的是关于这一事件"砍人患者是否值得理解"这一问题的调查结果。持"十分不值得"和"比较不值得"态度的比例分别为51.7％和25.5％，总和为77.3％，共221人。但仍有2.8％（8人）、4.9％（14人）和1.4％（4人）的人分别表示"不确定""比较值得"和"十分值得"。虽然绝大多数的人都认为肇事者不值得理解，但是仍有少部分被调查者态度暧昧，甚至认为用暴力解决医患纠纷的行为是值得理解的。值得注意的是，对于性质如此恶劣的一项刑事案件，尚有13.6％的被调查者表示从未听说过，这与媒体在事件发展初期的缺席相关。

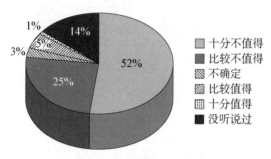

图5-9　对"徐文事件"凶手的态度

　　病人在医院死亡，也是引发医患矛盾的一个主要原因。如图5-10所示，在大多数（71.7％）被调查对象看来，病人在被送诊后死亡，如果诊疗行为符合规范，那医院就没有责任。认为医院应负部分责任的占

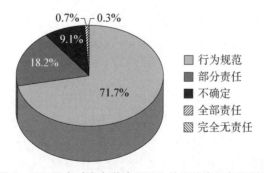

图5-10　民众对病人送诊后死亡的医院责任归属判断

18.2％，不确定的占 9.1％，有 0.7％的人认为，无论如何，只要送诊后病人死亡的，医院应负全部责任，而认为医院完全无责任的仅为 1 人，占总人数的 0.3％。

由此可见，我国民众对于"病人送诊后死亡"的责任归属的判断还是比较理智的。但同时也可以看出，人们认为医院与病人的生死非常相关，只要病人被送到医院，医院就应当有所作为。因此，媒体在"病人死亡"以及其他医患纠纷的报道中应当阐明医院的行为，以及他们的行为是否符合规范，从而为受众提供一个重要的判断依据。

对我国未来医患关系发展趋势的判断，有 0.7％的被调查对象选择了医患关系一定会缓和，43.4％的人选择了可能会缓和。与之相对，持悲观态度的被调查者也有 41.3％之多。还有 14.7％的被调查对象表示"不知道"。这表明大多数调查对象对医患关系信心不足，存在不确定性，急需可靠的依据支持他们的想法。

虽然去医院就诊是大多数人生病时的最终选择，但是否是主动的第一选择抑或是无奈之举值得探究。参与本次调查的对象中有 82.9％在生病时的第一选择是看医生，9.8％选择上网自己查询，7.0％选择与亲朋好友商量，0.3％选择了其他。这表明我国民众对医院和医生的依赖，显示了医者和患者在医疗专业知识上存在的"知沟"。医生存在明显优势，患者对医生存在绝对的依赖，在这种情况下，医患关系更加不稳定，更容易产生医患纠纷。因此，填补双方的知沟，是改善医患关系的有效方法。

对医学治疗效果的期望值的考察结果如图 5 - 11 所示，超过半数（61.5％）的调查对象的期望值在五成以上，其中认为治愈概率在九成以

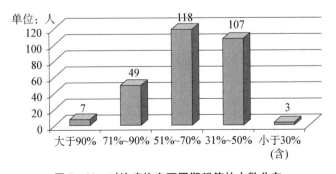

图 5 - 11 对治疗抱有不同期望值的人数分布

上的人有 2.4％，七成到九成的有 17.1％，五成到七成的有 41.3％。这显示了患者的美好愿望，也昭示了患者对医生以及医学技术的信任。但是，当医疗效果未满足他们的期望，甚至与预期值相距甚远时易引发医患纠纷。

　　研究通过调查对象对"医术、责任心、态度、名气、职称"的重要性进行排序，考察他们评价一名医生是否是好医生的标准，即在他们眼中，一名好医生的品质排列。数据显示，责任心、医术、态度分列前三位。也就是说，人们认为好医生需要有强烈的责任心、精湛的医术和良好的态度，三者共同构成了好医生的评价标准。因此，当患者感到医生的责任心、医术和态度有缺失的情况下，容易产生医患纠纷。

　　在"您最希望从媒体的医患纠纷报道中了解到什么"这一问题（见图5-12）上，调查对象的选择由多到少依次是"双方对错"（45.1％）、"事情结论"（25.2％）、"后续解决"（13.6％）、"医方信息"（8.0％）、"患方信息"（8.0％）。可以看出，受众最希望看到医患纠纷报道中对事情的定论和解决，最需要了解医患纠纷报道的价值判断和后续发展。这满足了受众在对医患纠纷的态度形成过程中的学习需要，他们通过媒体的报道逐渐形成自己对医患纠纷的态度。

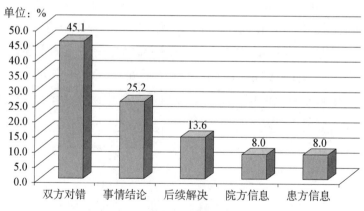

图 5-12　受众希望从媒体中了解的信息

　　就可信度进行的调查（见图5-13）显示，调查对象认为我国医疗报道的可信度不算很高，选择"很可信"和"比较可信"的分别为 2.4％和41.6％，共占 44.0％，共 126 人，而认为"很不可信"和"较不可信"的

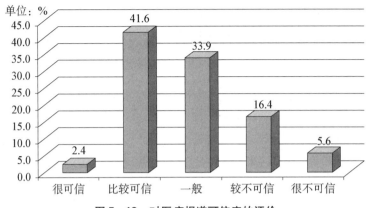

图 5-13　对医疗报道可信度的评价

为 22.0%，其余的调查对象认为一般（33.9%）。

　　本书还对"调查对象的亲友中是否有从事医务工作的"这一变量进行考察，这组变量是自变量，用来讨论其对调查对象医患关系态度的影响。其中，78.7%的调查对象的亲友中没有医务工作者，21.3%的调查对象有从事医务工作的亲友。

第二节　影响态度的因素

　　本节主要考察各变量与受众对我国医患关系的态度的关系。这里的"态度"与我们平时生活当中只具有情感属性的态度不同，而是包括三个部分，分别为：最常见的情感成分（即对事物的评价）、行为成分（即对事物的反应）和认知成分（即对事实的认定、知识和信念）。关于态度的形成，心理学当中有三种理论：学习理论，即人们学习关于不同态度对象的信息和事实，也学习与这些事实相关的情感和价值观；动机理论，即人们追求认知上的一致性和意义；期望价值理论，指人们根据可能结果的价值及每个结果出现的可能性做出决策，以达到使自身收益最大化的目的。我们结合上述理论对可能影响我国受众对医患关系的认知、评价和反应的因素进行检验。

　　问卷考察了被调查对象对"我国当前医患关系"的判断，以及在"从何形成结论"这一问题上提供了亲身体会、与别人交谈、新闻报道、电视剧以及网帖这五个选项供其选择。通过这两个变量的卡方分析，从表 5-2

的皮尔森卡方检验可以看出，皮尔森卡方检验的值为 99.032，自由度为 15，显著性水平为 0.000。当显著水平 α 取 0.01 时，通过不同来源得到的我国当前医患关系的认知存在显著性差异。

表 5-2　从何形成结论与我国当前医患关系的卡方检验

	值	自由度	双侧近似 p 值
皮尔森卡方检验	99.032（a）	15	0.000
似然比卡方检验	53.570	15	0.000
有效记录数	286		

0 单元格（0.0%）的期望计数少于 5，最小期望计数为 12.08。

但我们并不能看出结论的来源和医患关系的认知两者之间的相关强度到底如何，因此通过表 5-3 中的数据进行检验。两者相关强度的 ϕ 系数和 γ 系数均为 0.588，显著性水平为 0，显然，当显著性水平 α 取 0.01 时，两变量之间存在显著性相关，即不同来源与我国当前医患关系的判断之间存在显著的中度相关。

表 5-3　我国当前医患关系与从何形成结论相关强度检验

		值	近似 p 值
名称	肯德尔系数	0.588	0
	伽玛系数	0.340	0
有效记录数		0.286	0

a. 不假设零假设。
b. 利用渐近标准误差假设零假设。

因此我们说，通过对不同渠道传播的信息，我国受众获得了不同的医患关系认知，渠道及其内容是影响医患关系认知的重要因素。通过回归分析得知，在 95% 的置信区间内，与别人交谈对医患关系认知的影响最大，其次是亲身体验，新闻报道排在第三位，网帖和其他分列第四位和第五位。

那么，在上一节中提到的各变量与医患关系认知和态度的关系又如何呢？我们将在下文中逐一进行检验。

一、媒体使用与医患关系态度关系检验

涵化理论强调，重度收看电视的观众受电视内容影响大于中度和轻度的受众，可以检验受众的媒体使用时间和传播影响之间的关系。而议程设置理论考察的是媒体报道内容和传播效果的联系。最初的议程设置理论证实，媒体的报道会影响受众对事件的认知，包括三个方面：议题的认知、重要性和排序，即媒体影响受众"想些什么"。随着之后的研究，议程设置的效果被拓展到态度的层面，也就是说媒体议程不仅"告诉人们想什么"，也"告诉人们怎么想"。因此本书也对媒体使用情况与受众对医患关系认知和态度之间关系进行了检验。

（一）媒体使用时间与医患关系态度的关系

通过媒体使用时间与受众对医患关系态度的相关检验得知，如表 5－4 所示，"我国当前医患关系""医患纠纷频繁程度""医患纠纷处理是否得当"均有部分与媒体的使用时间呈负相关。但在关系的显著程度上，各有不同。

表 5－4　媒体使用时间与医患关系态度

		报纸新闻	电视新闻	网络新闻	当前我国医患关系	医患纠纷频繁	医疗纠纷的处理是否妥当
报纸新闻	皮尔森相关系数	1	0.345（**）	0.344（**）	−0.012	0.164（**）	−0.071
	双侧近似 p 值	0	0	0	0.841	0.005	0.229
	N	286	286	286	286	286	286
电视新闻	皮尔森相关系数	0.345（**）	1	0.196（**）	−0.042	−0.214（**）	0.094
	双侧近似 p 值	0	0	0.001	0.483	0	0.115
	N	286	286	286	286	286	286

（续表）

		报纸新闻	电视新闻	网络新闻	当前我国医患关系	医患纠纷频繁	医疗纠纷的处理是否妥当
网络新闻	皮尔森相关系数	0.344（**）	0.196（**）	1	−0.007	−0.096（**）	−0.037
	双侧近似 p 值	0	0.001	0	0.902	0	0.535
	N	286	286	286	286	286	286
当前我国医患关系	皮尔森相关系数	−0.012	−0.042	−0.007	1	0.356（**）	0.249（**）
	双侧近似 p 值	0.841	0.483	0.902	0	0	0
	N	286	286	286	286	286	286
医患纠纷频繁	皮尔森相关系数	−0.164（**）	−0.214（**）	−0.096（**）	0.356（**）	1	0.088
	双侧近似 p 值	0.005	0	0	0	0	0.136
	N	286	286	286	286	286	286
医疗纠纷的处理是否妥当	皮尔森相关系数	−0.071	0.094	−0.037	0.249（**）	0.088	1
	双侧近似 p 值	0.229	0.115	0.535	0	0.136	0
	N	286	286	286	286	286	286

＊＊在 0.01 水平（双尾），相关性是显著的。

在此，我们只对在假设显著水平 $\alpha=0.05$ 时呈现显著相关关系的因素进行分析。可以看出，医患纠纷频繁程度感知与报纸新闻、电视新闻和网络新闻的使用时间均呈显著负相关，其显著性水平分别为 0.005、0 和 0。显然，无论哪一种新闻媒体的报道对我国医患纠纷的频繁程度感知都表现出涵化理论的特点，即受众对报纸新闻、电视新闻和网络新闻的使用时间越长，认为我国医患纠纷频繁程度越高。而媒体使用时间对当前我国医患关系的认知以及我国医院对医患纠纷处理是否得当的认知，则未呈现显著的影响。

（二）媒体选择与受众对医患关系态度卡方检验

针对媒体选择与医患关系态度，我们首先选择卡方检验作为两者关系的检验方法。如表 5-5 所示，皮尔森卡方检验的值为 18.121，自由度为 12，显著性水平 $p = 0.112 > 0.05$。因而可知，了解医疗新闻的渠道与对我国医患关系的认知不存在显著性差异。由此可见，虽然受众通过不同的渠道了解医疗新闻信息，但他们对我国医患关系的认知并不受渠道影响。

表 5-5　渠道和当前我国医患关系的认知卡方检验

	值	自由度	双侧近似 p 值
皮尔森卡方检验	18.121（a）	12	0.112
似然比卡方检验	20.620	12	0.056
有效记录数	286		

最小期望值是 0.02，11 个格子理论频数小于 5。

但是渠道与医患纠纷频繁程度的检验却有不同发现。在表 5-6 中，皮尔森卡方检验的值 34.238，自由度为 16，p 值 $= 0.005$。在显著度取值为 0.01 时，$p < 0.01$。在似然比卡方检验中，$p = 0.008$，同样也小于 0.01。因此，获取医疗新闻的渠道与受众对我国医患纠纷频繁程度的认知呈显著性差异。这就意味着，在报纸、广播、电视、网络、与别人交谈这五种渠道中，选择不同渠道获取医疗新闻信息的受众对我国医患纠纷频繁程度的判断不同。

表 5-6　渠道与医患纠纷频繁程度

	值	自由度	双侧近似 p 值
皮尔森卡方检验	34.239（a）	16	0.005
似然比卡方检验	32.903	16	0.008
有效记录数	286		

最小期望值是 0，14 个格子理论频数小于 5。

观察表 5-7 中的数据，皮尔森卡方检验的值 $= 18.720$，自由度为 12，双侧近似 p 值 $= 0.096$。由于 $p = 0.096 > 0.05$，可以获知医疗新闻的渠道与受众对医患纠纷处理是否妥当的判断无显著性关系。

表 5-7　渠道与医患纠纷处理是否妥当

	值	自由度	双侧近似 p 值
皮尔森卡方检验	18.72（a）	12	0.096
似然比卡方检验	17.168	12	0.143
有效记录数	286		

最小期望值是 12,7 个格子理论频数小于 5。

虽然卡方检验显示不同渠道与我国医患纠纷频繁程度呈现显著性差异,但并未揭示两者之间的相关强度,因此,我们拟在表 5-8 中对其关联强度进行检验。从表 5-8 中可以发现,两变量的 ϕ 系数和 γ 系数均为 0.173,显著性水平为 0.005,显然,当显著性水平 α 取 0.01 时,两变量呈显著性相关,即获知医疗新闻的渠道与我国医患纠纷频繁程度的认知的关联性是显著的。

表 5-8　渠道与医患纠纷频繁程度的相关强度检验

		值	近似 p 值
名称	肯德尔系数	0.173	0.005
	伽玛系数	0.173	0.005
有效记录数		286	

a. 不假设零假设。
b. 采用渐近标准差假设零假设。

二、主动性与对医患关系态度的关系检验

首先,分别就关注程度、主动搜寻、主动讨论与对医患关系的态度的关系进行卡方检验,检验不同变量间是否具有差异性。如表 5-9 所示,变量"医患纠纷频繁"的显著性水平为 0.000＜0.01,因此我们判定不同关注程度的受众对医患纠纷频繁程度的认知有显著差异。

同理,从表 5-10 中可以看出,不同程度主动搜寻医疗报道的受众对医患纠纷责任归属的认知呈现显著的差异。因为在主动搜寻与对医患关系态度的卡方检验中,近似 p 值为 0,当假设显著水平 $\alpha=0.01$ 时, $p<0.01$。

表5-9　关注程度与对医患关系态度卡方检验

		值	渐近标准误差（a）	近似 t 值（b）	近似 p 值
名称	肯德尔等级相关系数 医患纠纷频繁	−0.243	0.049	−4.829	0
	当前我国医患关系	−0.062	0.058	−1.076	0.282
	医患纠纷责任归属	0.066	0.047	1.406	0.16
	医患纠纷处理妥当	0.078	0.053	1.472	0.141
	有效记录数	286			

a. 不假设零假设。
b. 采用渐近标准差假设零假设。

表5-10　主动搜寻与对医患关系态度卡方检验

		值	渐近标准误差（a）	近似 t 值（b）	近似 p 值
名称	肯德尔系数 医患纠纷频繁	−0.081	0.054	−1.509	0.131
	当前我国医患关系	0.088	0.056	1.538	0.124
	医患纠纷责任归属	0.193	0.049	3.961	0
	医患纠纷处理妥当	0.048	0.055	0.885	0.376
	有效记录数	286			

a. 不假设零假设。
b. 采用渐近标准差假设零假设。

而主动讨论医疗报道与对医患关系态度的卡方检验显示（见表5-11），当假设显著水平为0.001时，"医患纠纷频繁"显著性水平为0，呈显著性差异；当假设显著水平为0.05时，"医患纠纷责任归属"的显著性水平＝0.025＜0.05，同样也表现为显著性差异。

综上，对医疗报道的关注程度与医患纠纷频繁程度、主动搜寻医疗报道与医患纠纷责任归属、主动讨论医疗报道与医患纠纷频繁程度以及医患纠纷责任归属均有显著性差异，当三者的程度不同时，对医患关系的认知和态度也不同。虽然卡方分析显示变量间存在差异，但两者之间的相关强

表 5 - 11　主动讨论与对医患关系态度卡方检验

		值	渐近标准误差（a）	近似 t 值（b）	近似 p 值
名称	肯德尔系数医患纠纷频繁	0.178	0.048	3.648	0
当前我国医患关系		0.01	0.059	0.163	0.87
医患纠纷责任归属		−0.111	0.05	−2.235	0.025
医患纠纷处理妥当		0.001	0.048	0.027	0.978
有效记录数		286			

a. 不假设零假设。
b. 采用渐近标准差假设零假设。

度仍需进一步检验。

　　鉴于本检验中的两个变量都是属于定类有序变量，因此我们采用肯德尔等级相关系数，即肯德尔系数，来检验它们的相关强度。

（一）关注医疗报道程度与对医患关系态度关系

　　由表 5 - 12 中的数据可以看出，当前我国医患关系态度、医患纠纷频繁程度均与对医疗报道的关注程度呈负相关，而医患责任归属和我国医院对医疗纠纷处理是否妥当则与之呈正相关。通过对显著性水平进行比对，关注程度和医患纠纷频繁程度的显著性水平为 0，假设显著水平 $\alpha = 0.01$ 时，两者显著相关。可以理解为，越是关注医疗报道，越是认为我国医患纠纷频繁程度高。

表 5 - 12　关注与对医患关系态度关系

		关注医疗报道程度	当前我国医患关系	医患纠纷频繁	医患纠纷责任归属	医疗纠纷的处理是否妥当
关注医疗报道程度	皮尔森相关系数	1	−0.062	−0.243**	0.066	0.078
	双侧近似 p 值	0	0.247	0	0.19	0.13
	N	286	286	286	286	286

（续表）

		关注医疗报道程度	当前我国医患关系	医患纠纷频繁	医患纠纷责任归属	医疗纠纷的处理是否妥当
当前我国医患关系	皮尔森相关系数	−0.062	1	0.383**	−0.051	0.224**
	双侧近似 p 值	0.247	0	0	0.339	0
	N	286	286	286	286	286
医患纠纷频繁	皮尔森相关系数	−0.243**	0.383**	1	0.003	0.108*
	双侧近似 p 值	0	0	0	0.952	0.04
	N	286	286	286	286	286
医患纠纷责任归属	皮尔森相关系数	0.066	−0.051	0.003	1	0.033
	双侧近似 p 值	0.19	0.339	0.952	0	0.517
	N	286	286	286	286	286
医疗纠纷的处理是否妥当	皮尔森相关系数	0.078	0.224**	0.108*	0.033	1
	双侧近似 p 值	0.13	0	0.04	0.517	0
	N	286	286	286	286	286

**在 0.01 水平（双尾），相关性是显著的。
*在 0.05 水平（双尾），相关性是显著的。

（二）主动搜寻医疗报道与对医患关系态度关系

同样，对是否主动搜寻医疗报道与对医患关系态度这两个变量进行相关强度检验。从表 5-13 可以看出，主动搜寻医疗报道与当前我国对医患关系态度、医患纠纷频繁程度、我国医院对医患纠纷处理是否妥当均为正相关，与医患纠纷频繁程度为负相关。但相关系数都较小，相关程度不高。

表 5-13 主动搜寻与对医患关系态度关系

		主动搜寻	当前我国医患关系	医患纠纷频繁	医患纠纷责任归属	医疗纠纷的处理是否妥当
主动搜寻	皮尔森相关系数	1	0.088	−0.081	0.193**	0.048
	双侧近似 p 值	0	0.105	0.125	0	0.352
	N	286	286	286	286	286

（续表）

		主动搜寻	当前我国医患关系	医患纠纷频繁	医患纠纷责任归属	医疗纠纷的处理是否妥当
当前我国医患关系	皮尔森相关系数	0.088	1	0.383**	−0.051	0.224**
	双侧近似 p 值	0.105	0	0	0.339	0
	N	286	286	286	286	286
医患纠纷频繁	皮尔森相关系数	−0.081	0.383**	1	0.003	0.108*
	双侧近似 p 值	0.125	0	0	0.952	0.04
	N	286	286	286	286	286
医患纠纷责任归属	皮尔森相关系数	0.193**	−0.051	0.003	1	0.033
	双侧近似 p 值	0	0.339	0.952	0	0.517
	N	286	286	286	286	286
医疗纠纷的处理是否妥当	皮尔森相关系数	0.048	0.224**	0.108*	0.033	1
	双侧近似 p 值	0.352	0	0.04	0.517	0
	N	286	286	286	286	286

＊＊在 0.01 水平（双尾），相关性是显著的。
＊在 0.05 水平（双尾），相关性是显著的。

通过观察显著性水平可知，当假设显著水平 $\alpha = 0.01$ 时，主动搜寻与医患纠纷责任归属的显著性水平为 $0 < 0.01$。因此，两变量相关性十分显著，且相关系数相对较高，为 0.193。因此我们说，越是主动搜寻医疗新闻的受众，越认为在医患纠纷中医生应承担的责任小。

（三）主动讨论医疗报道与对医患关系态度关系

关于主动讨论医疗报道与对医患关系态度的关系，通过表 5 - 14 可以看出，因显著性水平为 0，小于假设显著水平 $\alpha = 0.01$，主动讨论医疗报道与医患纠纷频繁程度呈显著正相关，但相关性不强，相关系数仅为 0.178，即受众越主动讨论医疗报道，越认为医患纠纷频繁程度高。

同时，主动讨论医疗报道与医患纠纷责任归属也有比较显著的相关性，因其显著性水平为 0.025，在假设显著水平为 0.05 时，呈显著相关。但其相关系数为 −0.111，为负相关关系，相关性较弱。可以理解为，主

表5-14 主动讨论与对医患关系态度关系

		主动讨论	当前我国医患关系	医患纠纷频繁	医患纠纷责任归属	医患纠纷的处理是否妥当
主动讨论	皮尔森相关系数	1	0.01	0.178**	−0.111*	0.001
	双侧近似 p 值	0	0.855	0.001	0.025	0.979
	N	286	286	286	286	286
当前我国医患关系	皮尔森相关系数	0.01	1	0.383**	−0.051	0.224**
	双侧近似 p 值	0.855	0	0	0.339	0
	N	286	286	286	286	286
医患纠纷频繁	皮尔森相关系数	0.178**	0.383**	1	0.003	0.108*
	双侧近似 p 值	0.001	0	0	0.952	0.04
	N	286	286	286	286	286
医患纠纷责任归属	皮尔森相关系数	−0.111*	−0.051	0.003	1	0.033
	双侧近似 p 值	0.025	0.339	0.952	0	0.517
	N	286	286	286	286	286
医患纠纷的处理是否妥当	皮尔森相关系数	0.001	0.224**	0.108*	0.033	1
	双侧近似 p 值	0.979	0	0.04	0.517	0
	N	286	286	286	286	286

＊＊在0.01水平（双尾），相关性是显著的。
＊在0.05水平（双尾），相关性是显著的。

动讨论医疗报道越少，越认为医生在医患纠纷中承担的责任大。

三、就医体验与医患关系认知和态度关系检验

上文分别检验了媒体暴露、媒体使用、关注程度和主动搜寻、主动讨论程度与对医患关系态度之间的关系。那么，通过对"就医体验分值"和"过度医疗"这两个变量与医患关系态度变量进行考察，就可以看出大众的就医体验与医患关系态度的关系。

（一）就医体验分值与对医患关系态度

表5-15显示的是就医体验分值与被调查对象对我国当前医患关系态

表5-15　就医体验分值与对医患关系态度相关检验

		就医体验	当前我国医患关系	医患纠纷频繁	医患纠纷责任归属	医患纠纷的处理是否妥当
就医体验	皮尔森相关系数	1	0.059	0.026	0.202（＊＊）	0.138（＊）
	双侧近似p值	0	0.319	0.661	0.001	0.019
	N	286	286	286	286	286
当前我国医患关系	皮尔森相关系数	0.059	1	0.356（＊＊）	−0.085	0.249（＊＊）
	双侧近似p值	0.319	0	0	0.15	0
	N	286	286	286	286	286
医患纠纷频繁	皮尔森相关系数	0.026	0.356（＊＊）	1	0.011	0.088
	双侧近似p值	0.661	0	0	0.857	0.136
	N	286	286	286	286	286
医患纠纷责任归属	皮尔森相关系数	0.202（＊＊）	−0.085	0.011	1	0.063
	双侧近似p值	0.001	0.15	0.857	0	0.291
	N	286	286	286	286	286
医患纠纷的处理是否妥当	皮尔森相关系数	0.138（＊）	0.249（＊＊）	0.088	0.063	1
	双侧近似p值	0.019	0	0.136	0.291	0
	N	286	286	286	286	286

＊＊相关性在0.01水平上（双尾）是显著的。
＊相关性在0.05水平上（双尾）是显著的。

度之间的相关检验结果。其中，就医体验分值从"最不愉悦"到"最愉悦"。从表5-15中可以看出，就医体验值与医患纠纷责任归属和我国医院对医患纠纷处理是否妥当均为低度正相关，即就医体验越愉悦，在发生医患纠纷时越认为医生应负责任小，越觉得我国医院对医患纠纷处理妥当。因此，医院提高患者就医体验的愉悦度，是改善我国医患关系的一种有效方式。

再来看相关显著性，当假设显著水平 $\alpha = 0.01$ 时，就医体验与医患纠纷责任归属的显著性水平为 0.001，两变量呈现显著相关关系。当假设显著水平 $\alpha = 0.05$ 时，就医体验与医患纠纷处理是否妥当这两个变量的显著性水平为 0.019，两者也表现为显著相关。

（二）过度医疗与对医患关系态度

从表 5-16 中看出，过度医疗程度与当前我国医患关系、医疗纠纷频繁程度以及医患纠纷处理是否妥当均表现为负相关关系，三者相关系数均为负值，其与医患纠纷责任归属呈现正相关关系。换而言之，过度医疗越少，被调查对象认为当前我国医患关系越好，医患纠纷频繁程度越低，医院对医患纠纷处理越妥当，越认为在医患纠纷中医生应负的责任小。那么，减少患者遭遇的过度医疗，是使我国医患关系更加和谐的另一个办法。

表 5-16　过度医疗与对医患关系态度相关检验

		过度医疗	当前我国医患关系	医患纠纷频繁	医患纠纷责任归属	医患纠纷的处理是否妥当
检查有必要吗	皮尔森相关系数	1	−0.025	−0.15**	0.031	−0.037
	双侧近似 p 值	0	0.653	0.005	0.541	0.481
	N	286	286	286	286	286
当前我国医患关系	皮尔森相关系数	−0.025	1	0.383**	−0.051	0.224**
	双侧近似 p 值	0.653	0	0	0.339	0
	N	286	286	286	286	286
医患纠纷频繁	皮尔森相关系数	−0.15**	0.383**	1	0.003	0.108*
	双侧近似 p 值	0.005	0	0	0.952	0.04
	N	286	286	286	286	286

（续表）

		过度医疗	当前我国医患关系	医患纠纷频繁	医患纠纷责任归属	医患纠纷的处理是否妥当
医患纠纷责任归属	皮尔森相关系数	0.031	−0.051	0.003	1	0.033
	双侧近似 p 值	0.541	0.339	0.952	0	0.517
	N	286	286	286	286	286
医患纠纷的处理是否妥当	皮尔森相关系数	−0.037	0.224＊＊	0.108＊	0.033	1
	双侧近似 p 值	0.481	0	0.04	0.517	0
	N	286	286	286	286	286

＊＊在 0.01 水平（双尾），相关性是显著的。
＊在 0.05 水平（双尾），相关性是显著的。

通过对显著性水平的比较，过度医疗仅与医患纠纷频繁程度的判断显著相关，当假设显著水平 $\alpha = 0.01$ 时，显著性水平为 $0.005 < 0.01$。因此，我们认为，过度医疗与医患纠纷频繁程度感知有显著负相关关系。

四、媒体卷入和评价与对医患关系态度关系检验

（一）媒体卷入与对医患关系态度相关性检验

本书用"您担心媒体报道的医患纠纷发生在您的身上吗"和"您认为媒体报道的医患纠纷有没有可能发生在您身上"这两个变量来测量调查对象的媒体卷入程度。前者考察受众对媒体报道的医患纠纷发生在自己身上的担心程度，后者则考察对自己遭遇医患纠纷的风险评估程度。

如表 5 - 17 所示，担心媒体报道的医患纠纷发生在自己身上的程度与当前我国医患关系程度呈正相关，即越是担心媒体报道的医患纠纷发生在自己身上的人，越认为当前我国医患关系融洽。而与当前我国医患纠纷频繁程度、医患纠纷责任归属以及医院对医患纠纷的处理是否妥当呈负相关关系，换言之，越是担心媒体报道的医患纠纷发生在自己身上的人，越是认为当前我国医患纠纷频率高、在医患纠纷中医生责任大、医院对医患纠纷的处理不妥当。由于这四个变量与担心程度的相关系数值均比较小，因此，相关关系

不显著，皆为低度相关。但通过观察，担心程度与医患纠纷责任归属的显著性水平为 0，当假设显著水平 $\alpha = 0.01$ 时，两者相关关系显著。

表 5-17　担心程度与对医患关系态度的相关检验

		担心医患纠纷	当前我国医患关系	医患纠纷频繁	医患纠纷责任归属	医患纠纷的处理是否妥当
担心医患纠纷	皮尔森相关系数	1	0.036	−0.077	−0.202（＊＊）	−0.066
	双侧近似 p 值	0	0.507	0.142	0	0.203
	N	286	286	286	286	286
当前我国医患关系	皮尔森相关系数	0.036	1	0.383（＊＊）	−0.051	0.224（＊＊）
	双侧近似 p 值	0.507	0	0	0.339	0
	N	286	286	286	286	286
医患纠纷频繁	皮尔森相关系数	−0.077	0.383（＊＊）	1	0.003	0.108（＊）
	双侧近似 p 值	0.142	0	0	0.952	0.04
	N	286	286	286	286	286
医患纠纷责任归属	皮尔森相关系数	−0.202（＊＊）	−0.051	0.003	1	0.033
	双侧近似 p 值	0	0.339	0.952	0	0.517
	N	286	286	286	286	286
医患纠纷的处理是否妥当	皮尔森相关系数	−0.066	0.224（＊＊）	0.108（＊）	0.033	1
	双侧近似 p 值	0.203	0	0.04	0.517	0
	N	286	286	286	286	286

＊＊相关性在 0.01 水平上（双尾）是显著的。
＊相关性在 0.05 水平上（双尾）是显著的。

从对媒体报道的医患纠纷发生在自己身上的风险评估与医患关系态度的相关检验中（见表 5-18），我们发现：媒体报道的医患纠纷发生在自己身上的可能程度与当前我国医患关系、医患纠纷频繁程度、医患纠纷的责任归属表现出正相关关系，即尽管认为当前我国医患关系紧张、医患纠纷频繁程度高、医患纠纷中医生责任大、医院对医患纠纷的处理不妥当，但不认为媒体报道的医患纠纷发生在自己身上的可能性大；而媒体报道的医患纠纷发生在自己身上的可能程度和医患纠纷的处理是否妥当呈负相关关系，即越认为医患纠纷发生在自己身上可能性大的人，越认为医院对医患纠纷的处理不妥当。但同样，由于相关系数值很小，四者均为低度相关。

表 5-18　医患纠纷发生可能性与对医患关系态度相关检验

		医患纠纷可能	当前我国医患关系	医患纠纷频繁	医患纠纷责任归属	医患纠纷的处理是否妥当
医患纠纷可能	皮尔森相关系数	1	0.102	0.151 (＊＊)	0.019	−0.047
	双侧近似 p 值	0	0.063	0.005	0.715	0.372
	N	286	286	286	286	286
当前我国医患关系	皮尔森相关系数	0.102	1	0.383 (＊＊)	−0.051	0.224 (＊＊)
	双侧近似 p 值	0.063	0	0	0.339	0
	N	286	286	286	286	286
医患纠纷频繁	皮尔森相关系数	0.151 (＊＊)	0.383 (＊＊)	1	0.003	0.108 (＊)
	双侧近似 p 值	0.005	0	0	0.952	0.04
	N	286	286	286	286	286
医患纠纷责任归属	皮尔森相关系数	0.019	−0.051	0.003	1	0.033
	双侧近似 p 值	0.715	0.339	0.952	0	0.517
	N	286	286	286	286	286
医患纠纷的处理是否妥当	皮尔森相关系数	−0.047	0.224 (＊＊)	0.108 (＊)	0.033	1
	双侧近似 p 值	0.372	0	0.04	0.517	0
	N	286	286	286	286	286

＊＊相关性在 0.01 水平上（双尾）是显著的。
＊相关性在 0.05 水平上（双尾）是显著的。

对相关强度的检验，只有"媒体报道的医患纠纷发生在自己身上的可能程度"与"医患纠纷的频繁程度"二者的显著性水平为 0.005＜0.01。因此，我们判定媒体报道的医患纠纷发生在自己身上的可能程度，与我国医院医患纠纷的处理妥当程度的相关关系显著。

（二）媒体信任与对医患关系态度相关检验

就媒体的可信度评价与对医患关系态度两组变量之间的相关关系的检验，如表 5-19 所示，可信程度与当前我国医患关系、医患纠纷频繁程度、医患纠纷责任归属和我国医院对医患纠纷处理妥当程度均呈负相关关系。可以理解为，越是认为媒体可信度高的调查对象，越认为当前我国医患关系紧张、医患纠纷频繁、在医患纠纷中医生应承担的责任大、我国医院对医患纠纷处理不妥当。但由于相关系数较小，相关程度较低。

表 5-19　媒体可信度评价与对医患关系态度相关分析

		媒体可信度	当前我国医患关系	医患纠纷频繁	医患纠纷责任归属	医患纠纷的处理是否妥当
媒体可信度	皮尔森相关系数	1	−0.179（＊＊）	−0.215（＊＊）	−0.165（＊＊）	−0.2（＊＊）
	双侧近似 p 值	0	0.001	0	0.001	0
	N	286	286	286	286	286
当前我国医患关系	皮尔森相关系数	0.179（＊＊）	1	0.383（＊＊）	−0.051	0.224（＊＊）
	双侧近似 p 值	0.001	0	0	0.339	0
	N	286	286	286	286	286
医患纠纷频繁	皮尔森相关系数	0.215（＊＊）	0.383（＊＊）	1	0.003	0.108（＊）
	双侧近似 p 值	0	0	0	0.952	0.04
	N	286	286	286	286	286
医患纠纷责任归属	皮尔森相关系数	−0.165（＊＊）	−0.051	0.003	1	0.033
	双侧近似 p 值	0.001	0.339	0.952	0	0.517
	N	286	286	286	286	286

（续表）

		媒体 可信度	当前我国 医患关系	医患纠 纷频繁	医患纠纷 责任归属	医患纠纷 的处理是 否妥当
医患纠纷 的处理是 否妥当	皮尔森相关系数	0.2 （＊＊）	0.224 （＊＊）	0.108 （＊）	0.033	1
	双侧近似 p 值	0	0	0.04	0.517	0
	N	286	286	286	286	286

＊＊相关性在 0.01 水平上（双尾）是显著的。
＊相关性在 0.05 水平上（双尾）是显著的。

媒体可信度这个变量与其余四个变量的显著性水平分别为 0.001、0、0.001 及 0，均小于假设的显著水平 $\alpha＝0.01$。因此，媒体可信度与当前我国医患关系、医患纠纷频繁程度感知、医患纠纷责任归属以及医院对医患纠纷处理是否妥当，均为显著相关。

分别对四个变量与媒体可信度做有序回归分析，四者的估计值均为负数，依次为：－0.589、－0.683、－0.384 与－0.497，因此，也证实了同样的结果。

五、人口统计学变量与对医患关系态度关系检验

下面我们来对人口统计学变量与对医患关系态度之间的关系进行检验，人口统计变量包括：性别、年龄、受教育程度和人均月收入。

（一）性别与对医患关系态度之间关系的检验

表 5－20 显示的是性别与当前我国医患关系判断之间的独立样本 T 检验的结果。从表中看出，方差齐性检验结果的 F 值为 0.910，显著性概率 p 值为 0.341，当显著性水平 $\alpha＝0.05$，p 值大于 α，说明两样本方差之间不存在显著差别。所以采用的方法是两样本等方差 T 检验。在等方差假定一行中，t 值＝－0.338，双尾 t 检验的显著性水平为 0.736。显然，p 值大于 α，可以得出结论，性别对当前我国医患关系的判断无显著性影响。

表 5-20　性别与当前我国医患关系判断的 T 检验

	列文方差齐性测试		等均值假设的 t 检验						
	组方差值	差异性显著的检验值	对回归参数的显著性检验值	自由度	双侧近似 p 值	均值差	标准误差	偏差 95% 的置信区间	
								下限	上限
等方差假定	0.910	0.341	−0.338	284	0.736	−0.02	0.066	−0.152	0.108
不假定等方差			−0.34	283.785	0.734	−0.02	0.066	−0.151	0.107

同样，对性别与"认为当前我国医患纠纷频繁程度"的关系也进行独立样本 T 检验。从表 5-21 可以看出，方差齐性检验结果 F 值为 0.108，显著性水平为 0.743，因此认为两样本方差之间不存在显著差别。根据假设方差相等的结果，$t = 0.011$，p 值为 0.991，远大于 $\alpha = 0.05$，可以推断性别对当前我国医患纠纷频繁程度无显著影响。

表 5-21　性别与当前我国医患纠纷频繁程度的 T 检验

	列文方差齐性测试		等均值假设的 t 检验						
	组方差值	差异性显著的检验值	对回归参数的显著性检验值	自由度	双侧近似 p 值	均值差	标准误差	偏差 95% 的置信区间	
								下限	上限
等方差假定	0.108	0.743	0.011	284	0.991	0	0.123	−0.242	0.244
不假定等方差			0.011	277.252	0.991	0	0.124	−0.242	0.245

表 5-22 显示的是性别对医患纠纷责任归属态度的独立样本 T 检验结果，方差齐性检验的结果 $F = 0.296$，小于 1，$p = 0.743$，大于 0.05，因此两样本间的方差也不存在显著差别。那么，观察等方差假定这一行的数据，$t = 0.976$，显著性水平为 0.33，假设显著性水平 $\alpha = 0.05$ 时，$p > \alpha$，从而得知不同性别与医患纠纷责任归属之间也不存在显著差异。

表 5‑22   性别与医患纠纷责任归属影响的 T 检验

	列文方差齐性测试		等均值假设的 t 检验						
	组方差值	差异性显著的检验值	对回归参数的显著性检验值	自由度	双侧近似 p 值	均值差	标准误差	偏差95%的置信区间	
								下限	上限
等方差假定	0.296	0.587	0.976	284	0.33	0.19	0.194	−0.192	0.571
不假定等方差			0.974	276.203	0.331	0.19	0.195	−0.194	0.572

从性别与医院对医患纠纷处理妥当判断的独立样本 T 检验结果（见表5‑23）中可以看出，方差齐性检验值 $F=5.644$，显著性水平为 0.018，假设显著性水平 $\alpha=0.05$，$p<0.05$，此时两样本方差之间存在显著差别。根据等方差假定这一行中的结果，$t=0.662$，显著性水平为 0.508，同样大于假设显著性水平 $\alpha=0.05$，因此，性别与我国医院医患纠纷处理妥当态度之间无显著性影响。

表 5‑23   性别与医患纠纷处理妥当态度的 T 检验

	列文方差齐性测试		等均值假设的 t 检验						
	组方差值	差异性显著的检验值	对回归参数的显著性检验值	自由度	双侧近似 p 值	均值差	标准误差	偏差95%的置信区间	
								下限	上限
等方差假定	5.644	0.018	0.657	284	0.512	0.07	0.103	−0.134	0.269
不假定等方差			0.662	283.999	0.508	0.07	0.102	−0.133	0.268

关于性别和对我国医患关系是否会缓和态度的关系检验，同样采用独立样本 T 检验的方法，表 5‑24 显示，两样本方差齐性检验值 $F=0.955$，且 $p=0.329>0.05$，认定两样本方差无显著差异。根据等方差假定这一行的数据，$t=-0.184$，显著性水平为 0.854，远大于假设显著性水平 $\alpha=0.05$。因此，性别对我国医患关系缓和并无显著性影响。

表 5‑24　性别与对我国医患关系缓和态度的 T 检验

	列文方差齐性测试		等均值假设的 t 检验						
	组方差值	差异性显著的检验值	对回归参数的显著性检验值	自由度	双侧近似 p 值	均值差	标准误差	偏差95%的置信区间	
								下限	上限
等方差假定	0.955	0.329	−0.184	284	0.854	−0.02	0.117	−0.252	0.209
不假定等方差			−0.184	281.97	0.854	−0.02	0.117	−0.251	0.208

关于性别对"是否会因为医患纠纷就不相信医生"和"是否会因为医患纠纷就不去医院"的影响的独立样本 T 检验分别如表 5‑25 和表 5‑26 所示。首先分析表 5‑25，方差齐性检验值 $F=0.856$，显著性水平 $p=0.356$，当显著性水平 $\alpha=0.05$，p 值大于 α，说明两样本方差之间不存在显著差别。所以采用的方法是两样本等方差 T 检验。在等方差假定一行中，t 值等于 −0.301，双尾 t 检验的显著性水平为 0.764。显然，p 值大于 α，可以得出结论，性别对医生的信任程度无显著性影响。

表 5‑25　性别对医生信任程度影响的 T 检验

	列文方差齐性测试		等均值假设的 t 检验						
	组方差值	差异性显著的检验值	对回归参数的显著性检验值	自由度	双侧近似 p 值	均值差	标准误差	偏差95%的置信区间	
								下限	上限
等方差假定	0.856	0.356	−0.301	284	0.764	−0.03	0.114	−0.258	0.189
不假定等方差			−0.299	271.48	0.765	−0.03	0.114	−0.259	0.191

同样，在表 5‑26 中，方差齐性检验值 $F=7.073$，显著性水平 $p=0.008$，当显著性水平 $\alpha=0.01$，p 值小于 α，说明两样本方差之间存在显著差别。所以采用的方法是两样本不相等方差 T 检验。在不假定等方差一行中，t 值等于 −1.395，双尾 t 检验的显著性水平为 0.164。显然，p 值

大于 α，可以推断，性别对生病是否去医院的选择无显著性影响。

表 5-26　性别对生病是否去医院影响的 T 检验

	列文方差齐性测试		等均值假设的 t 检验						
	组方差值	差异性显著的检验值	对回归参数的显著性检验值	自由度	双侧近似 p 值	均值差	标准误差	偏差 95% 的置信区间	
								下限	上限
等方差假定	7.073	0.008	−1.42	284	0.157	−0.1	0.073	−0.247	0.04
不假定等方差			−1.395	245.005	0.164	−0.1	0.074	−0.249	0.043

由上文可知，性别无论是对当前我国医患关系的态度、当前我国医患纠纷频繁程度、医患纠纷的责任归属判定、我国医院医患纠纷处理妥当程度的认知，还是对认为我国医患关系是否会缓和、是否因为医患纠纷就不相信医生、是否因为医患纠纷就不去医院，经过 T 检验之后，在数据分析上都不具有显著性。

（二）年龄与对医患关系态度之间关系的检验

表 5-27 显示的是年龄与对医患关系态度之间的相关关系。因为参与检验的这八个变量均为定序变量，因此，我们在检验的过程中采用了肯德尔相关系数。从表 5-27 中不难看出，年龄与"当前我国医患关系""我国医患纠纷频繁程度""医患纠纷责任归属""我国医院医患纠纷处理是否妥当""未来医患关系是否缓和"这五个变量间的相关系数为正数，表现为正相关关系，而与"因为医患纠纷而不再相信医生"和"因为医患纠纷而不去医院"这两个变量呈负相关关系。但相关系数都不大，因此，年龄与这七个变量间均只存在低度相关关系。

对显著性水平进行观察可知，当假设显著性水平 $\alpha = 0.01$ 时，年龄与我国医患纠纷频繁程度、医患纠纷责任归属显著正相关，与因为医患纠纷而不再相信医生之间显著负相关，它们的 p 值分别为 0.001、0 以及 0.001。

表 5‑27　年龄与对医患关系态度的相关检验

		年龄	当前我国医患关系	医患纠纷频繁	医患纠纷责任归属	医患纠纷的处理是否妥当	医患关系缓和	不再相信医生	不去医院
年龄	皮尔森相关系数	1	0.032	0.167**	0.201**	0.086	0.127*	−0.161**	−0.113*
	双侧近似 p 值	0	0.54	0.001	0	0.088	0.012	0.001	0.032
	N	286	286	286	286	286	286	286	286
当前我国医患关系	皮尔森相关系数	0.032	1	0.383**	−0.051	0.224**	0.048	0.089	0.035
	双侧近似 p 值	0.54	0	0	0.339	0	0.375	0.101	0.532
	N	286	286	286	286	286	286	286	286
医患纠纷频繁	皮尔森相关系数	0.167**	0.383**	1	0.003	0.108*	0.225**	0.095	0.076
	双侧近似 p 值	0.001	0	0	0.952	0.04	0	0.073	0.17
	N	286	286	286	286	286	286	286	286
医患纠纷责任归属	皮尔森相关系数	0.201**	−0.051	0.003	1	0.033	0.083	−0.175**	−0.203**
	双侧近似 p 值	0	0.339	0.952	0	0.517	0.106	0.001	0
	N	286	286	286	286	286	286	286	286
医患纠纷的处理是否妥当	皮尔森相关系数	0.086	0.224**	0.108*	0.033	1	−0.056	−0.104*	−0.068
	双侧近似 p 值	0.088	0	0.04	0.517	0	0.286	0.046	0.211
	N	286	286	286	286	286	286	286	286
医患关系缓和	皮尔森相关系数	0.127*	0.048	0.225**	0.083	−0.056	1	−0.106*	−0.127*
	双侧近似 p 值	0.012	0.375	0	0.106	0.286	0	0.044	0.021
	N	286	286	286	286	286	286	286	286

（续表）

		年龄	当前我国医患关系	医患纠纷频繁	医患纠纷责任归属	医患纠纷的处理是否妥当	医患关系缓和	不再相信医生	不去医院
不再相信医生	皮尔森相关系数	−0.161**	0.089	0.095	−0.175**	−0.104*	−0.106*	1	0.464**
	双侧近似 p 值	0.001	0.101	0.073	0.001	0.046	0.044	0	0
	N	286	286	286	286	286	286	286	286
不去医院	皮尔森相关系数	−0.113*	0.035	0.076	−0.203**	−0.068	−0.127*	0.464**	1
	双侧近似 p 值	0.032	0.532	0.17	0	0.211	0.021	0	0
	N	286	286	286	286	286	286	286	286

** 在 0.01 水平（双尾），相关性是显著的。

* 在 0.05 水平（双尾），相关性是显著的。

当假设显著性值 $\alpha = 0.05$ 时，年龄与未来医患关系是否缓和达到显著正相关，与因为医患纠纷不去医院呈显著负相关，显著性水平值分别为 0.012 和 0.032。

换而言之，年龄越大，越认为我国医患纠纷频繁，越认为医患纠纷中医生的责任小，越认为未来我国医患纠纷不会缓和。同时，也说明年龄越大，越不会因为医患纠纷就不相信医生，也越不会因为医患纠纷就不去医院就诊。

（三）受教育程度与对医患关系态度之间关系的检验

首先我们将受教育程度转化为受教育年限进行数据处理。有关受教育程度与对医患关系态度的检验我们同样选择相关检验，采用肯德尔系数进行分析。如表 5-28 所示，根据相关系数的正负属性得知，与受教育程度呈正相关的有：当前我国医患关系、我国医患纠纷频繁程度、医患纠纷责任归属、我国医院对医患纠纷处理是否妥当、未来医患关系是否缓和这五个变量。而与"因为医患纠纷而不再相信医生"和"因为医患纠纷而不去医院就诊"则呈现负相关关系。

表5‑28　受教育程度与对医患关系态度的相关检验

		受教育程度	当前我国医患关系	医患纠纷频繁	医患纠纷责任归属	医患纠纷的处理是否妥当	医患关系缓和	不再相信医生	不去医院
受教育程度	皮尔森相关系数	1	0.01	−0.112*	−0.009	−0.088	−0.113*	0.144**	0.074
	双侧近似p值	0	0.841	0.028	0.861	0.078	0.025	0.004	0.158
	N	286	286	286	286	286	286	286	286
当前我国医患关系	皮尔森相关系数	0.01	1	0.383**	−0.051	0.224**	0.048	0.089	0.035
	双侧近似p值	0.841	0	0	0.339	0	0.375	0.101	0.532
	N	286	286	286	286	286	286	286	286
医患纠纷频繁	皮尔森相关系数	−0.112*	0.383**	1	0.003	0.108*	0.225**	0.095	0.076
	双侧近似p值	0.028	0	0	0.952	0.04	0	0.073	0.17
	N	286	286	286	286	286	286	286	286
医患纠纷责任归属	皮尔森相关系数	−0.009	−0.051	0.003	1	0.033	0.083	−0.175**	−0.203**
	双侧近似p值	0.861	0.339	0.952	0	0.517	0.106	0.001	0
	N	286	286	286	286	286	286	286	286
医患纠纷的处理是否妥当	皮尔森相关系数	−0.088	0.224**	0.108*	0.033	1	−0.056	−0.104*	−0.068
	双侧近似p值	0.078	0	0.04	0.517	0	0.286	0.046	0.211
	N	286	286	286	286	286	286	286	286
医患关系缓和	皮尔森相关系数	−0.113*	0.048	0.225**	0.083	−0.056	1	−0.106*	−0.127*
	双侧近似p值	0.025	0.375	0	0.106	0.286	0	0.044	0.021
	N	286	286	286	286	286	286	286	286

（续表）

		受教育程度	当前我国医患关系	医患纠纷频繁	医患纠纷责任归属	医患纠纷的处理是否妥当	医患关系缓和	不再相信医生	不去医院
不再相信医生	皮尔森相关系数	0.144**	0.089	0.095	−0.175**	−0.104*	−0.106*	1	0.464**
	双侧近似 p 值	0.004	0.101	0.073	0.001	0.046	0.044	0	0
	N	286	286	286	286	286	286	286	286
不去医院	皮尔森相关系数	0.074	0.035	0.076	−0.203**	−0.068	−0.127*	0.464**	1
	双侧近似 p 值	0.158	0.532	0.17	0	0.211	0.021	0	0
	N	286	286	286	286	286	286	286	286

＊＊在 0.01 水平（双尾），相关性是显著的。
＊在 0.05 水平（双尾），相关性是显著的。

也就是说，受教育程度越高，对当前我国医患关系的和谐程度评价越高，越认为我国医患纠纷少。在医患纠纷责任归属上，受教育程度越高越认为医生的责任小。同时，在我国医院对医患纠纷的处理问题上，受教育程度越高也越认为医院处理妥当。对于我国医患关系缓和的前景，受教育程度越高者反而认为越不可能实现。而在是否会因为医患纠纷而不相信医生或不去医院就诊这两个问题上，受教育程度越高者，越不可能不相信医生，也越不可能不去医院就诊。

相关显著程度的判断通过对双侧显著性值进行分析实现，当假设显著性水平 $\alpha=0.01$ 时，只有受教育程度与因为医患纠纷就不再相信医生间存在显著性差异，因其 p 值为 0.004。而当假设显著性水平 $\alpha=0.05$ 时，受教育程度和我国医患纠纷频繁程度、未来医患关系是否缓和这两个变量间存在显著性差异，它们的显著性水平分别为 0.028 和 0.025。

（四）人均月收入与对医患关系态度之间关系的检验

表 5-29 检验的是人均月收入与对医患关系态度之间的相关性。从表 5-29 中不难看出，只有医患纠纷的处理是否妥当和因为医患纠纷不去医

院这两个变量与人均月收入之间的相关系数为负值，其余五个变量与人均月收入之间的相关系数均为正数。即月收入越高者，越认为当前我国医院对医患纠纷处理不妥当，医患纠纷频繁程度高，在医患纠纷责任归属中医生的责任小，未来我国医患关系不会缓和，也越容易因为医患纠纷而不相信医生。但同时，月收入越高者也越认为当前我国医患关系融洽，越不会因为医患纠纷就不去医院就诊，这可能与他们个人的就医体验有关。值得注意的是，由于这几个变量与人均月收入之间的相关系数都很小，因此即便存在相关关系，也只是低度的相关。

表 5‑29　人均月收入与对医患关系态度的相关检验

		月收入	当前我国医患关系	医患纠纷频繁	医患纠纷责任归属	医患纠纷的处理是否妥当	医患关系缓和	不再相信医生	不去医院
月收入	皮尔森相关系数	1	0.047	0.008	0.088	−0.121*	0.025	0.074	−0.045
	双侧近似 p 值	0	0.362	0.867	0.068	0.013	0.617	0.132	0.385
	N	286	286	286	286	286	286	286	286
当前我国医患关系	皮尔森相关系数	0.047	1	0.383**	−0.051	0.224**	0.048	0.089	0.035
	双侧近似 p 值	0.362	0	0	0.339	0	0.375	0.101	0.532
	N	286	286	286	286	286	286	286	286
医患纠纷频繁	皮尔森相关系数	0.008	0.383**	1	0.003	0.108*	0.225**	0.095	0.076
	双侧近似 p 值	0.867	0	0	0.952	0.04	0	0.073	0.17
	N	286	286	286	286	286	286	286	286
医患纠纷责任归属	皮尔森相关系数	0.088	−0.051	0.003	1	0.033	0.083	−0.175**	−0.203**
	双侧近似 p 值	0.068	0.339	0.952	0	0.517	0.106	0.001	0
	N	286	286	286	286	286	286	286	286

（续表）

		月收入	当前我国医患关系	医患纠纷频繁	医患纠纷责任归属	医患纠纷的处理是否妥当	医患关系缓和	不再相信医生	不去医院
医患纠纷的处理是否妥当	皮尔森相关系数	−0.121*	0.224**	0.108*	0.033	1	−0.056	−0.104*	−0.068
	双侧近似 p 值	0.013	0	0.04	0.517	0	0.286	0.046	0.211
	N	286	286	286	286	286	286	286	286
医患关系缓和	皮尔森相关系数	0.025	0.048	0.225**	0.083	−0.056	1	−0.106*	−0.127*
	双侧近似 p 值	0.617	0.375	0	0.106	0.286	0	0.044	0.021
	N	286	286	286	286	286	286	286	286
不再相信医生	皮尔森相关系数	0.074	0.089	0.095	−0.175**	−0.104*	−0.106*	1	0.464**
	双侧近似 p 值	0.132	0.101	0.073	0.001	0.046	0.044	0	0
	N	286	286	286	286	286	286	286	286
不去医院	皮尔森相关系数	−0.045	0.035	0.076	−0.203**	−0.068	−0.127*	0.464**	1
	双侧近似 p 值	0.385	0.532	0.17	0	0.211	0.021	0	0
	N	286	286	286	286	286	286	286	286

** 在 0.01 水平（双尾），相关性是显著的。
* 在 0.05 水平（双尾），相关性是显著的。

当假设显著性水平 $\alpha = 0.05$ 时，只有我国医院对医患纠纷的处理是否妥当与人均月收入之间呈显著性负相关，其余几个变量与人均月收入之间均未呈显著性相关。

六、其他变量与对医患关系态度关系检验

除了上文中提到的五组变量之外，还有一些变量可能会对医患关系的

态度产生影响，我们将一一对其进行检验。

（一）亲友中是否有医务工作者与对医患关系态度的关系

表5-30显示的是亲友中是否有医务工作者与对医患关系态度的独立样本 T 检验结果。

就当前我国医患关系这一变量而言，方差齐性检验值 $F=12.818$，sig 值为0，因此可以判定两变量方差有显著差异。观察不假定等方差这一行

表5-30　亲友中是否有医务工作者与对医患关系态度的 T 检验

		列文方差齐性测试		等均值假设的 t 检验						
		组方差值	差异性显著的检验值	对回归参数的显著性检验值	自由度	双侧近似 p 值	均值差	标准误差	偏差95%的置信区间	
									下限	上限
当前我国医患关系	等方差假定	12.818	0	−1.349	284	0.179	−0.11	0.08	−0.266	0.05
	不假定等方差			−1.025	72.303	0.309	−0.11	0.105	−0.318	0.102
医患纠纷频繁	等方差假定	17.902	0	4.205	284	0	0.61	0.146	0.326	0.901
	不假定等方差			4.557	107.076	0	0.61	0.135	0.347	0.881
医患纠纷责任归属	等方差假定	20.913	0	4.484	284	0	1.03	0.229	0.576	1.476
	不假定等方差			5.129	117.59	0	1.03	0.2	0.63	1.422
医患纠纷的处理是否妥当	等方差假定	0.834	0.362	1.664	284	0.097	0.21	0.124	−0.038	0.452
	不假定等方差			1.691	97.214	0.094	0.21	0.122	−0.036	0.45
医患关系缓和	等方差假定	4.634	0.032	2.848	284	0.005	0.4	0.141	0.124	0.677
	不假定等方差			3.003	102.553	0.003	0.4	0.133	0.136	0.665

（续表）

		列文方差齐性测试		等均值假设的 t 检验						
		组方差值	差异性显著的检验值	对回归参数的显著性检验值	自由度	双侧近似 p 值	均值差	标准误差	偏差95%的置信区间	
									下限	上限
不再相信医生	等方差假定	2.301	0.13	−2.565	284	0.011	−0.35	0.137	−0.62	−0.082
	不假定等方差			−2.431	88.82	0.017	−0.35	0.144	−0.638	−0.064
不去医院	等方差假定	14.22	0	−2.025	284	0.044	−0.18	0.088	−0.353	−0.005
	不假定等方差			−1.599	74.375	0.114	−0.18	0.112	−0.402	0.044

的数据可知，$t=-1.025$，双尾 T 检验的显著水平为 0.309，大于假设显著性水平 $\alpha=0.05$，所以，亲友中是否有医务工作者对当前我国医患关系的认知并无显著性影响。

从医患纠纷频繁程度与亲友中是否有医务工作者关系的检验结果可知，方差齐性检验值 $F=17.902$，显著性水平 $p=0.000$，当显著性水平 $\alpha=0.01$，p 值小于 α，说明两样本方差之间存在显著差别，所以采用的方法是两样本不相等方差 T 检验。在不假定等方差一行中，t 值等于 4.557，双尾 t 检验的显著性水平为 0。显然，p 值小于假设 $\alpha=0.01$，可以判断，亲友中是否有医务工作者对我国医患纠纷频繁程度的认知的影响具有显著性。

同样，针对医患纠纷的责任归属，从表 5-30 中可以看出，$F=20.913$，显著性水平为 0，因此这两个变量之间的方差也存在着显著的差别。在不假定等方差的两样本 T 检验中，t 值为 4.484，显著性水平 $p=0$，当假设显著水平 $\alpha=0.01$ 时，两者具有显著性差异。由此可知，亲友中是否有医务工作者对我国医患纠纷的责任归属态度有着显著性影响。

与其类似的还有"亲友中是否有医务工作者"与"未来医患关系是否会缓和"的态度的关系。通过方差齐检验判定两者之间存在显著性差异，$t=3.003$，$p=0.003$，可知亲友中是否有医务工作者与未来医患关系是否会缓和的态度之间存在显著相关关系。

在"医院对医患纠纷的处理是否妥当"这个变量上，亲友中是否有医务工作者与其的方差相等，观察方差相等 T 检验的结果，$t=1.664$，$p=0.097$，大于假设显著性水平 $\alpha=0.05$，因此我们判定，亲友中是否有医务工作者对医院对医患纠纷的处理是否妥当无显著性影响。

考察"亲友中是否有医务工作者"和"是否因为医患纠纷就不去医院"之间的关系，通过这两个变量的方差齐性检验值 $F=14.220$，$p=0<\alpha=0.01$，所以两者方差有显著差异。在不假定等方差的检验行中，$t=-1.599$，显著性水平为 $0.114>0.05$，因此，亲友中是否有医务工作者对是否因为医患纠纷就不去医院的影响并无显著性。

与"因为医患纠纷就不相信医生"的 T 检验结果表明，$F=2.301$，$p=0.130$，两者之间方差不相等，但并不显著。根据不假定等方差这一行，$t=-2.431$，$p=0.017<0.05$，亲友中是否有医务工作者对是否因为医患纠纷就不相信医生有显著性影响。

（二）对治疗结果的期望值与对医患关系态度的关系

本书通过调查对象认为医生能够治愈病人的概率来考察他们对治疗结果的期望值，以百分数来表示。通过表 5-31 的相关检验结果可知，对治疗结果的期望值仅与我国医院对医患纠纷处理是否妥当的相关系数为负值，表现为负相关关系；而与其他的如对当前我国医患关系、医患纠纷频繁程度、医患纠纷中的责任归属、病人死亡时医院的责任以及未来医患关系缓和的评价均为正相关。

表 5-31　治愈病人的概率与对医患关系态度的相关检验

		治愈病人的概率	当前我国医患关系	医患纠纷频繁	医患纠纷责任归属	医患纠纷的处理是否妥当	病人死亡	医患关系缓和
治愈病人的概率	皮尔森相关系数	1	0.061	0.263**	0.115*	−0.18**	0.062	0.081
	双侧近似 p 值	0	0.261	0	0.025	0.001	0.252	0.125
	N	286	286	286	286	286	286	286

（续表）

		治愈病人的概率	当前我国医患关系	医患纠纷频繁	医患纠纷责任归属	医患纠纷的处理是否妥当	病人死亡	医患关系缓和
当前我国医患关系	皮尔森相关系数	0.061	1	0.383**	−0.051	0.224**	−0.045	0.048
	双侧近似 p 值	0.261	0	0	0.339	0	0.425	0.375
	N	286	286	286	286	286	286	286
医患纠纷频繁	皮尔森相关系数	0.263**	0.383**	1	0.003	0.108*	−0.112*	0.225**
	双侧近似 p 值	0	0	0	0.952	0.04	0.04	0
	N	286	286	286	286	286	286	286
医患纠纷责任归属	皮尔森相关系数	0.115*	−0.051	0.003	1	0.033	0.366**	0.083
	双侧近似 p 值	0.025	0.339	0.952	0	0.517	0	0.106
	N	286	286	286	286	286	286	286
医患纠纷的处理是否妥当	皮尔森相关系数	−0.18**	0.224**	0.108*	0.033	1	−0.14**	−0.056
	双侧近似 p 值	0.001	0	0.04	0.517	0	0.009	0.286
	N	286	286	286	286	286	286	286
病人死亡	皮尔森相关系数	0.062	−0.045	−0.112*	0.366**	−0.14**	1	0.106*
	双侧近似 p 值	0.252	0.425	0.04	0	0.009	0	0.049
	N	286	286	286	286	286	286	286
医患关系缓和	皮尔森相关系数	0.081	0.048	0.225**	0.083	−0.056	0.106*	1
	双侧近似 p 值	0.125	0.375	0	0.106	0.286	0.049	0
	N	286	286	286	286	286	286	286

＊＊在 0.01 水平（双尾），相关性是显著的。
＊在 0.05 水平（双尾），相关性是显著的。

　　而分析相关显著性的数据可以看出，当假设显著性水平 $\alpha = 0.01$ 时，医患纠纷频繁变量的 p 值为 0，因此两者之间有显著的正相关关系，即对治愈病人概率的期望值越高，则越认为医患纠纷频繁。

　　当假设显著性水平 $\alpha = 0.05$ 时，医患纠纷责任归属变量的显著水平 $p = 0.025$，所以它与治愈病人概率的期望的正相关关系也具有显著性。换言之，对医生治愈病人的期望值越低，则越认为在医患纠纷中医生承担责任小。

　　值得关注的是，医患纠纷的处理妥当程度变量的 $p = 0.001$，也小于 $\alpha = 0.01$，它与治愈病人的概率认知有显著的负相关关系，即对治愈病人期望越低，越认为医患纠纷处理不妥当。

（三）年均去医院次数与对医患关系态度的关系

　　本书分别就年均去医院次数与当前我国医患关系、我国医患纠纷频繁程度、医患纠纷责任归属、我国医院对医患纠纷处理是否妥当、未来医患关系是否缓和以及是否因为医患纠纷而不相信医生、不去医院这七个变量进行了卡方检验。检验结果表明，只有医患关系是否缓和与年均去医院次数间存在着显著差异。如表 5-32 所示，当假设显著性水平 $\alpha = 0.05$ 时，p 值 $= 0.041$，小于 α。而其余六个变量与之均无显著差异。在相关性的检验中，年均去医院次数与医患关系是否缓和的相关系数为 0.265，呈现低度正相关。

表 5-32　年均去医院次数与医患关系是否缓和之间关系的卡方检验

		值	渐近标准差（a）	近似 t 值（b）	近似 p 值
名称	肯德尔系数	−0.138	0.067	−2.048	0.041
	伽玛系数	−0.24	0.116	−2.048	0.041
有效记录数		286			

a 不假设零假设。

b 采用渐近标准差假设零假设。

（四）各变量与对"徐文医生被砍事件"态度的关系检验

　　针对"同仁医院徐文医生被砍事件"，我们也对调查对象的态度进行了考察，以"对患者（行凶者）的理解程度"作为变量。表 5-33 显示的是对治愈病人的概率的期望、当前我国医患关系认知、医患纠纷责任归属判断与病人死亡后医院责任归属这四个变量与对"徐文医生被砍事件"态度的相关检验结果。

表 5-33　变量与对徐文医生被砍事件态度的相关检验

		治愈病人的概率	当前我国医患关系	医患纠纷责任归属	病人死亡	徐文医生被砍事件
治愈病人的概率	皮尔森相关系数	1	0.061	0.115（*）	0.062	−0.105（*）
	双侧近似 p 值	0	0.261	0.025	0.252	0.044
	N	286	286	286	286	286
当前我国医患关系	皮尔森相关系数	0.061	1	−0.051	−0.045	0.152（**）
	双侧近似 p 值	0.261	0	0.339	0.425	0.005
	N	286	286	286	286	286
医患纠纷责任归属	皮尔森相关系数	0.115（*）	−0.051	1	0.366（**）	−0.33（**）
	双侧近似 p 值	0.025	0.339	0	0	0
	N	286	286	286	286	286
病人死亡	皮尔森相关系数	0.062	−0.045	0.366（**）	1	−0.307（**）
	双侧近似 p 值	0.252	0.425	0	0	0
	N	286	286	286	286	286
徐文医生被砍事件	皮尔森相关系数	−0.105（*）	−0.152（**）	−0.33（**）	−0.307（**）	1
	双侧近似 p 值	0.044	0.005	0	0	0
	N	286	286	286	286	286

* 相关性在 0.05 水平（双尾）具有重要意义。

** 相关性在 0.01 水平（双尾）具有重要意义。

结果表明，治愈病人的期望概率、当前我国医患关系的认知、医患纠纷责任归属和病人死亡后医院责任归属这四个变量均与徐文医生被砍事件的态度呈负相关关系。可以理解为，对医生治愈病人的概率期望越低、认为当前我国医患关系越融洽、越认为在医患纠纷中医生责任越小，以及越认为病人送诊后死亡医院责任小的人，越认为患者不值得理解。

观察表 5 - 34 中的显著性值可知，当假设显著性水平 $\alpha = 0.01$ 时，当前我国医患关系认知、医患纠纷责任归属判断与病人死亡后医院责任归属这三个变量的 p 值分别为 0.005、0 以及 0，因此它们与对"徐文医生被砍事件"的态度的相关关系具有显著性。当 $\alpha = 0.05$ 时，治愈病人的期望概率与"徐文医生被砍事件"的态度两变量间也存在显著性相关。

表 5 - 34　人口统计学变量与对"徐文医生被砍事件"态度的相关检验

		徐文医生被砍事件	年龄	受教育程度	月收入
徐文医生被砍事件	皮尔森相关系数	1	-0.151^{**}	0.044	-0.137^{**}
	双侧近似 p 值	0	0.002	0.383	0.005
	N	286	286	286	286
年龄	皮尔森相关系数	-0.151^{**}	1	-0.445^{**}	-0.101^{*}
	双侧近似 p 值	0.002	0	0	0.034
	N	286	286	286	286
受教育程度	皮尔森相关系数	0.044	-0.445^{**}	1	0.48^{**}
	双侧近似 p 值	0.383	0	0	0
	N	286	286	286	286
月收入	皮尔森相关系数	-0.137^{**}	-0.101^{*}	0.48^{**}	1
	双侧近似 p 值	0.005	0.034	0	0
	N	286	286	286	286

＊＊在 0.01 水平（双尾），相关性是显著的。
＊在 0.05 水平（双尾），相关性是显著的。

在人口统计学变量年龄、月收入和受教育程度中，当假设 $\alpha = 0.01$ 时，年龄及月收入与对"徐文医生被砍事件"态度呈显著的负相关，即年龄越大，月收入越高者，越认为患者不值得同情。而受教育程度却与其并无显著的相关性。

　　男性或女性对"徐文医生被砍事件"的态度并无显著差别。从表5－35中可以看出，卡方检验中，自由度是5，显著性水平p是0.166，因此，得出上述结论。

表5－35　性别与对"徐文医生被砍事件"的态度的卡方检验

	值	自由度	双侧近似p值
皮尔森卡方检验	7.831（a）	5	0.166
似然比卡方检验	8.147	5	0.148
线性关联	0.28	1	0.597
有效记录数	286		

a 最小期望值是5.63，0个格子理论频数小于5。

　　在考察"亲友中是否有医务工作者"与"对'徐文医生被砍事件'的态度"的关系上，我们同样采取了卡方检验的方法。通过表5－36可以得知，皮尔森卡方检验的值为85.592，自由度为5，显著性水平为0。当显著水平α取0.01时，$p<0.01$，因此，在对"徐文医生被砍事件"的态度上，亲友中是否有医务工作者存在显著性差异。

表5－36　亲友是否从医与对"徐文医生被砍事件"的态度的卡方检验

	值	自由度	双侧近似p值
皮尔森卡方检验	85.592（a）	5	0
似然比卡方检验	74.157	5	0
线性关联	13.387	1	0
有效记录数	286		

a 最小期望值是18.85，0个格子理论频数小于5。

　　通过上述分析我们发现，"对我国医患纠纷的频繁程度的认知"最容易受到其他因素的影响。媒体使用时间越长、对医疗新闻的关注度越高、越主动讨论医疗新闻、对媒体的信任值越高的受众，越认为我国医患纠纷频繁程度高。就医过程中遭遇的过度医疗越少，越担心医患纠纷发生在自己身上；年龄越大、学历越低、收入越高、对治疗结果期望值越高的受众也越认为医患纠纷频繁。

就医患纠纷的处理妥当程度而言，过度医疗情况越少、对医患纠纷发生在自己身上的担心程度越低、对医患纠纷发生在自己身上的可能性评估越小、对媒体的信任值越低、学历越高的人，越认为处理得妥当。但令人意想不到的是，收入越高、对治疗结果期望越低的受众反而越认为医患纠纷的处理不妥当。

从医患纠纷中医生承担责任的多少来看，越主动搜索和讨论医疗新闻、就医体验越愉悦、遭遇的过度医疗越少、年龄越大、学历越高、收入越高的受众越认为医生应承担的责任小；而越担心医患纠纷发生在自己身上、越认为媒体可信、对治疗结果的期望值越高的受众则越会认为医生应该在医患纠纷中承担更多的责任。

对我国医患关系现状的认知，受到了过度医疗、对媒体的信任度、学历、收入以及对治疗结果期望值的影响，表现为遭遇的过度医疗越少、对媒体的信任度越低、学历越高、收入越高、对治疗结果期望值越低的受众越会认为我国医患关系和谐。

年龄、学历、收入以及年均去医院的次数会对"我国未来医患关系的缓和"的评估产生影响。年龄越大、学历越高、去医院次数越少、收入越高者越倾向于认为我国未来医患关系不会缓和。

就医患关系导致的后果——"不相信医生"和"不再去医院"来看，两者也受到了年龄、学历和收入情况的影响。年龄越小、学历越低、收入越高者越会因为医患纠纷而不相信医生；年龄越小、学历越高、收入越低者越会因为医患纠纷而不去医院。

第六章
媒体内容呈现

本章介绍了媒体新闻报道的文本分析和内容分析的结果，即医疗行业符号现实。通过构造周的抽样方法，搜取 2011 年全年三大门户网站上关于医院的新闻文本共 276 则，共计 26 万余字。研究首先使用 ROST 工具，从高频词、共现词、地名词、形容词的词频和语义网络进行文本分析，考察我国当前媒体对于医疗新闻的报道的概括情况。其次，从报道主题、报道属性、利益立场等方面对新闻文本进行内容分析，运用 SPSS 软件厘清各类目的分布以及变量间的相关强度和显著性系数，对医疗新闻的媒体呈现由总到分进行分析和概括。

第一节　分析单元的建构

通过上文中对受众调查问卷的数据分析，我们得知受众对我国医患关系的认知和态度在一定程度上受到了媒体暴露、媒体使用、媒体信任、媒体卷入等因素的影响。那么，我国医疗行业的媒体呈现到底是怎样的呢？本章将对我国医院和医生如何在媒体上被呈现这一问题进行研究。

问卷调查的分析结果显示，网站是我国受众了解医疗新闻的主要渠道，而新闻报道又是被访者形成医患关系评价结论的第一来源。因此在本章的内容分析中，我们选取网站上的医疗新闻报道作为内容分析的对象。

对医院的新闻报道，主要涉及医院的硬件技术、在医院进行的医疗行为和医院中的医务人员的相关事实的报道。这类新闻报道和其他类别报道的差异，在于前者往往涉及极其复杂的医疗科学知识与事实，记者却常常因为新闻时效性的限制，需要在尽可能短的时间里以简明扼要的方式完成新闻报道。如果再加上记者对"趣味性""贴近性""显著性"等新闻价值的考量，以及截稿时间、版面篇幅、抢占独家等压力，完成的新闻作品便可能不完全反映事实的真相或是不完全符合科学论述。这些新闻报道成为另一股反映社会真实、塑造社会形象的力量。

现有研究表明，新闻再现议题时所采用的字词图像，会影响读者或观众的态度，进而影响其社会行为，反映出我们如何对待他人及他人如何看待自我。在大众传播和人际传播的效果比较方面，有学者通过研究比利时的大众媒体报道肉类资讯对于消费者感知、态度和行为的影响，发现大众媒体传播有时候比人际间的传播更能影响人们对风险的感知，尤其当媒体报道量大时，影响程度更高。①

就医患关系的形成而言，新闻媒体再现医院的特殊性质和它所表现出来的影响力，更加凸显了分析媒体是否真实再现医院现实的重要意义。对此，我们采纳社会建构理论对社会真实的定义，认可新闻中真实的建构不仅仅来自所谓的客观事实或状态，而是一种透过语言修辞与宣称（claimmaking）的过程。② 有关社会建构如何影响到新闻的再现，又以科学、医药与健康议题尤为显著。③ 因此，这样两个过程相辅相成，也就形成了现在展现于读者和观众面前的媒体内容。我们将从不同方面对这些内容进行分析和研究。

一、分析目标的选定

根据图 6-1 中 Alexa 网站对综合门户网站 2011 年 12 月的排名趋势可

① DERBEKE, VIAENE, GUIOT. Health communication and consumer behavior on meat in belgium: From BSE until dioxin [J]. Journal of Health Communication, 1999 (4): 345 - 357.
② IBARRA, PR, KITSUSE, JI. Vernacular constituents of moral discourse: An interactionist proposal for the study of social problems [M]. 2th ed. J. A. Holstein, G. Miller, Reconsidering social constructionism: Debates in social problems theory, New York: Aldine de Gruyer, 2008: 23.
③ CONARD, P. Public eyes and private genes: Historical frames, news constructions, and social problems [J]. Social Problems, 1997, 44 (2).

以看出，腾讯、新浪和网易分列用户覆盖数和访问量指数的前三位。换而言之，这三个门户网站是我国居民最常用的网站，也是他们了解网络信息的主要渠道。

一月排名	排名变化	名称	用户覆盖数	一月变化	用户日均访问页面	一月变化	访问量指数	一月变化
1	→	腾讯	71 370	+1%	9	+5%	637 038	+3%
2	→	新浪	48 550	+2%	6	+3%	303 511	+3%
3	→	网易	28 710	+9%	6	→	174 168	+5%

图 6-1　2011 年 12 月综合门户网站排名表①

二、时间范围的选定

由于本书受众调查的问卷是于 2011 年 12 月 27 日发出的，因此，本书的时间范围选定为 2011 年全年。我们采用信息传播研究中内容分析中常用的构造周抽样法②（consturcted week or composite week sample）对三大网站的新闻进行抽样。这种抽样方法的原理是从不同的星期里随机抽取星期一至星期日的样本，并把这些样本构成"一个周"（即构造周）。例如，要抽取星期一的样本，可将一年中所有的星期一集中起来，从中随机抽取一个作为样本。同理可以抽出星期二、星期三、星期四等的样本。研究证实，一年当中只要抽取 2 个"构造周"数据就能够可靠地显示总体情况。因此，我们从 2011 年 1～12 月中，随机抽取了 14 天组成了 2 个"构造周"，具体日期如表 6-1 所示：

表 6-1　被选定的日期

周一	周二	周三	周四	周五	周六	周日
4 月 4 日	4 月 26 日	3 月 9 日	12 月 22 日	5 月 13 日	1 月 29 日	2 月 13 日
1 月 17 日	8 月 30 日	2 月 23 日	7 月 14 日	10 月 21 日	6 月 18 日	9 月 25 日

---

① Alexa 门户网站排名 [EB/OL]. http://www.alexa.cn/siterank.
② 学宾，信息传播中内容分析的三种抽样方法 [J]. 图书情报知识，1999（3）：25.

三、分析单元的选定

本书的分析单元是以每个被选网站为新闻源（即分别在新浪、网易、腾讯上能搜索到）、隶属于国内新闻版块，且以医院为主要报道对象的新闻文章。将文章界定为有标题和署名的或是来源可靠的消息、通讯、评论、视频、图片（包括照片、图标、漫画）等，不包括政府公告和医院广告。部分文章阅读后明显能够看出是软广告性质的新闻不属于本书的分析对象范畴，进行人工删除。搜集到的每一条消息、通讯、评论均视为一个分析单位，每一幅有独立标题的图片和每一段有独立标题的视频也作为一个独立的分析单位。

第二节　ROST 分析

一、ROST 工具介绍

ROST 工具是由武汉大学信息管理学院、计算机学院的沈阳教授领衔设计的一款用于文本分析和内容分析的数据统计软件，包括社会计算平台 ROST CM、新闻计算平台 ROST NewScan、新闻分析软件 ROST NAT、微博精准营销工具 ROST PM、系粒度的网页信息抓取工具 ROST DM、分词和词频统计工具 ROST WordParser 等基于内容挖掘的人文社会科学数字化研究工具。它能够为研究者提供一个高效、有针对性的人文知识获取、分析、集成和展示的数字化研究平台，可对目前海量的数字化人文资料进行组织、标引、检索和利用，以保证人文研究的海量性、智能性和客观性，并可通过定量分析和定性分析的结合，从中归纳出具有说服力的普遍性结论。

本书采用 ROST CM 与 ROST NAT 两个工具对样本内容进行分析处理。ROST CM 工具能够支持对论文、网页、微博、聊天记录、书籍、本地 txt 文件等的文本分析，分析方法有：字频统计、词频统计、聚类、分类、情感分析（含简单和复杂）、流量分析、语义网络、社会网络、共现矩阵等。ROST NAT 是一款针对新闻报道的分析系统，包含：数据获取、词性识别与词频统计、社会网络与语义网络分析、统计图和新闻汇总数据等功能。该软件目前被国内外 100 多所高校的研究人员下载使用，包括：剑桥大学、拉夫堡大学、得克萨斯 A&M 大学、北海道大学、北京大学、清华大学、浙江大学、武汉大学、南开大学、厦门大学等高校。使用该数据统计软件撰写的论文被发表在各种期刊上，包括行业权威和核心期刊。

二、具体操作

根据选定的分析目标、时间范围、分析单元，在新浪、网易、腾讯上的社会新闻搜索栏输入"医院"作为检索词，并分别选定指定日期，限制新闻来源为该网站，将符合本研究要求的新闻复制下来，以 txt 文件格式保存。如在同一网站上有完全一样的若干则新闻，则只保留一则。经检索和处理，共获得符合要求的新闻报道 276 则，共 26 万余字，命名为"合辑"，其中新浪 179 则，网易 73 则，腾讯 24 则。其中，为避免统计新闻来源时重复，增加某些来源的频数，并阅读每则新闻报道文本，对于介绍新闻来源的信息只保留一处，多余的删除，如有些报道的标题下就会注明来源"新华社"，电头部分又会写为"新华社某日讯"，在这种情况下只保留一个"新华社"即可。

三、高频词分析结果

首先，使用 ROST NAT 软件对"合辑"中的总词频进行统计，得出的最高频词汇为"医院"，出现了 1961 次。我们将同义词进行合并，如将"患者"与"病人"合并，"医生"、"医务人员"与"医护人员"合并。合并之后的词频数排名前 15 位的依次是：医院、患者（病人）、医生（医务人员、医护人员）、医疗（治疗、诊疗）、手术、记者、门诊、护理、吴孟超、服务、检查、家属、费用、预约、北京，具体频数如图 6-2 所示：

可以看出，作为医患双方交流的最主要场地——"医院"，出现频率最高，当然这也与本书的搜索词本就为"医院"有关。"患者（病人）"排在第二位，为 1083 次，因此可以推断，患者在医疗新闻中是主要的报道对象。名列第三的是医患交流的另一主体——"医生"，为 806 次，比患者少 277 次，说明新闻报道对医生的关注不如对患者的关注多。其次

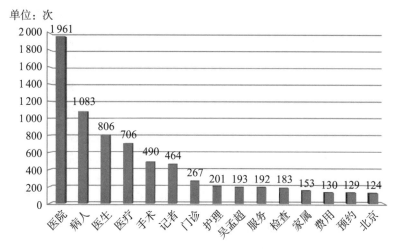

图6-2 15个高频词频数

是"医疗"和"手术",分别为706次和490次,这两个都是代表就医行为的词汇,但"手术"比"医疗"少近1/3,说明在医疗报道中手术只是一部分,还涵盖了许多其他的医疗行为。至此,医患双方交流的场地、人物、行为均已展现,分列第一至第五位,这也符合了人们对医患交流的基本认知。"记者"排在第六位,由"464"这个数字可以看出,记者在医疗新闻报道中的出场次数还是很多的,这也说明记者在医疗新闻中的参与度比较高,通常都是记者直接与患者或医生交流,增强了报道的现场感和真实性。接下来是"门诊",共出现267次,这说明在医疗报道中,门诊是引起较大关注的对象,而在实际的就医过程中门诊也是很重要的一环,在门诊发生的事情常常成为医疗新闻报道的素材。随后是"护理",一般而言,护理是护士或护工的工作,因此护理有201次,代表除了医生之外,护士和护工也是医疗报道的重要关注对象。其次是"吴孟超",这是前15个高频词当中唯一的人名。吴孟超是中国人民解放军第二军医大学附属东方肝胆外科医院院长、中国科学院院士,在医学界享有盛名,被誉为"中国肝胆外科之父",80多岁还在手术台上为病人服务,其一度作为"医学界的楷模""好医生的代表",被媒体报道和宣传,因此,他的名字成为第9个高频词。第10个高频词是"服务",从这个词的高频率出现可以看出,在医疗报道中,或者说在新闻工作者眼中,医院是一个服务性行业,医护人员从事着为患者服务的工作。如果说，"医疗"和"手术"偏重于"治病"，那么"检查"则偏重于"诊断"，是"治病"的前期工作，属于医疗过程的一个重要组成部分。在分析样本中，"检查"出现了183次，说明医疗报道也比较关注这一过程。"家属"是第12个高频词，意味着家属在医疗报道中占据了不可忽视的部分，有着不容小觑的作用。作为患方的次重要代表，在某些情况下，家属就是患者的代言人，且事情的背景往往由他们介绍，文章的情绪往往通过他们表露。"家属"之后的高频词是"费用"，毕竟我国目前还不是全民免费医疗，在"看病难、看病贵"的大形势之下，患者看病所花费与人们的生活息息相关，一直是新闻媒体关注的焦点，许多的医患纠纷往往也是因治疗费用而起，因此费用在整个医疗过程中是十分重要的一环。"预约"是倒数第二个高频词，在医疗新闻报道中预约通常是与挂号联系在一起的，这是一项为了减少就医等候时间、提高就医便利程度的措施和尝试。从"129次"这个数据可以看出，记者们对这一举措给予了一定的关注。最后一个高频词是"北京"，这也是15个高频词中唯一的地名，初步分析这个现象的产生有两个原因：一是北京的知名医院比较多，许多患者到北京的医院来就医，因此针对北京医院的报道也就多；二是北京是卫生部的所在地，一些与医院有关的政策法规通常以北京的医院作为试点，也导致了北京的出现率较其他地区高。

统观高频词分析结果，我们发现，医疗新闻报道中的高频词涉及医疗行为、参与人员、发生场地、费用、便利程度等方面内容，涵盖范围较广，包含内容较为全面。同时，多以患者为报道主体，所做报道多从患者的利益角度出发，而有关医护人员的报道则比较少。

四、共现词分析结果

所谓共现词，是指在文档中经常同时出现的词项。共现（co-occurrence）类似于搭配（collocation），但范围比搭配要广得多：共现词可以是习惯搭配关系的词对，也可以是属于同一词类的词对，例如"host"与"guest""tea"与"coffee"等，或者是在同一话题中经常出现的词对，例如英国人吃早饭时习惯喝茶。所以与tea同出现的词项会有"morning" "breakfast""butter""toast""bacon""eggs""fork"等。①

通过 ROST NAT 工具中的"社会网络与语义网络分析工具",我们可以得出"合辑"中的共现词频统计结果,如图6-3所示。

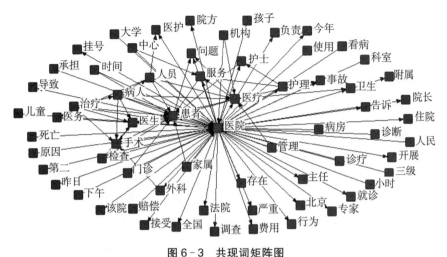

图6-3 共现词矩阵图

前10位的排名如表6-2所示:

表6-2 共现词频统计

名次	共现词		频数
1	患者	医院	271
2	医疗	医院	243
3	医生	医院	238
4	手术	医院	188
5	病人	医院	172
6	医院	治疗	171
7	卫生	医院	169
8	护士	医院	155
9	服务	医院	142
10	检查	医院	122

① 郭峰,李绍滋,周昌乐,等.基于词汇吸引与排斥模型的共现词提取[J].中文信息学报,2004,18(6).

由表可知，前 10 项共现词均与"医院"相关。除"卫生　医院"和"服务　医院"外，其余 8 项可以分为 3 大类：医务人员（包括医生和护士）与医院、患者（包括患者和病人）与医院，以及医疗行为（包括手术、检查、服务）与医院。"医院"通常与这些词汇联合使用，这一发现符合逻辑和常识，与上节中高频词统计的结果不谋而合。

具体而言，最常出现的共现词是"患者""医院"，表明患者和医院共同出现的频率最高，有 271 次，这从另一个侧面反映了医疗新闻报道中对患者的关注程度之高。而代表患者的另一个词汇"病人"，与"医院"的共现频率为 172 次，少于"患者"约 100 次，可见记者们在写医疗报道时，更多地使用了专业的书面语言。"医生"和"护士"与"医院"的共现频次分别为 238 次和 155 次，与高频词统计的分析一样，医务人员在医疗新闻报道中的出现频率有着明显的主次之分，医生多而护士少。就医疗行为的词汇而言，"医疗"作为一个较为笼统的指代，与"医院"共现了 243 次，排在第 2 位，而指向更加具体、明确的"手术""治疗""检查"与"医院"分别出现了 188 次、171 次和 122 次。

至于共现频次高达 169 次的"卫生　医院"，通过对文本的阅读分析，这里的"卫生"不是指代医院的环境条件，而多是"卫生部""卫生组织"等专有名词，由于医院隶属卫生部管辖，因此这两个词经常一起出现。"服务　医院"也出现了 142 次，说明在新闻报道中，医院承担为患者服务的职能，属于服务性行业。

五、地名词频分析

图 6-4 显示的是"合辑"当中的地名词频数和对比情况。从图中看出，原本排在地名词频第三位的是"中国"，但由于本书选取的样本均为"国内社会新闻"的样本，不存在不同国家的比较，且含有"中国"字样的医院也不能代表所处地区，因此我们忽略它的频数，并增补原排名第 11 位的地名作为第 10 位来分析。

前三名依次是：北京、深圳、上海，其中地名出现频率最高的是北京，这与上文中高频词的分析吻合。但位列第一的北京和位列第二的深圳相差悬殊，差距近一倍，由此可见北京在医疗新闻报道中的特殊地位。随后依

单位：次

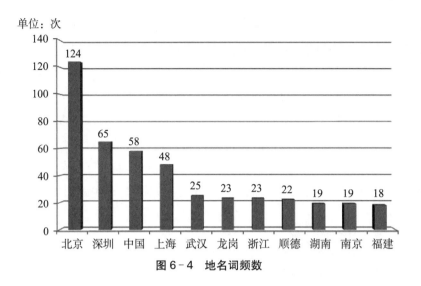

图6-4　地名词频数

次是：武汉（湖北）、龙岗（广东）、浙江、顺德（广东）、湖南、南京（江苏）、福建。可以看出，医疗新闻报道关注度比较高的省市区，都属于我国经济较发达的地区，除北京外，主要集中在我国南方地区。且由于本书选取样本均为"国内社会新闻"版块中的新闻报道，因此多为本地媒体的报道，从这个侧面也可以看出，南方媒体对医疗新闻的关注度和积极性高于北方媒体。

六、形容词词频分析

在本小节中，我们还运用 ROST NAT 软件的形容词词频分析功能对搜集到的医疗报道中的形容词进行了词频分析。我们希望能够通过形容词词频数，了解记者在进行医疗新闻报道时对形容词的使用情况，并推断他们的可能习惯和关注重点。经过滤处理后，排在前十位的形容词依次是：严重（85 次）、及时（45 次）、主动（32 次）、方便（30 次）、紧张（29次）、巨大（24 次）、有效（23 次）、意外（22 次）、紧急（22 次）、满意（20 次）。

如图 6-5 所示，从总体上看，明显具有正面意义的形容词有五个，分别是：及时、主动、方便、有效、满意；明显具有负面意义的形容词有四个，分别为：严重、紧张、意外、紧急。分析这些形容词，可以看出，使用正面意义形容词时，文章多关注诊疗的时效性、医护人员的态度、就医的便利程度、医疗的效果以及患者的满意程度等方面。使用负面意义形容词时，文章的关注点主要在于患者一方，包括病情的程度、患方的心情、患者就医的原因等。值得注意的是，尽管正面意义的形容词个数多于负面意义，但后者的出现频次总数为 158 次，比前者的 150 次略多，即负面意义形容词在医疗新闻报道中出现频率略高。其中，经过对"合辑"文本的分析，"巨大"一词时而与"贡献"等词连在一起表示正面意义，时而与"风险"等词连在一起表示负面意义，在此我们将其归为中性词。

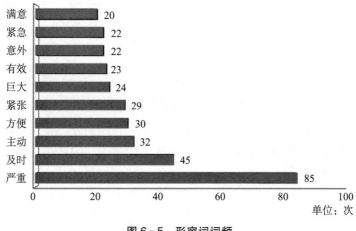

图 6-5   形容词词频

就个体而言，"严重"是其中出现频次最高的形容词，其出现频次比排第二位的"及时"多了将近一倍，表明对患者病情的描写是医疗报道中十分重要的一个部分。

七、语义网络分析

接下来，我们使用 ROST 工具组中的内容挖掘系统工具 ROST CM，对"合辑"中的语义网络进行分析，找出其中的层次和关系。具体操作如下：点选"功能性分析"选项中的"社会网络和语义网络分析"，并将"合辑"选定为"待处理文件"。结果如图 6-6 所示：

语义网络是"语义组合系统"形式化的图解，是由各级"语义单位"

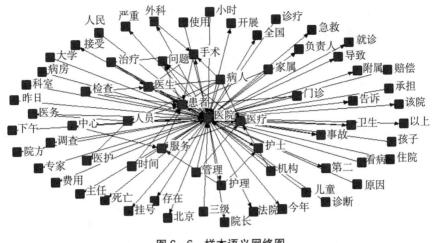

图 6-6　样本语义网络图

组成的，能清晰地表示全部的"语义组合关系"和"语义标记依附"的有层次的网络。美国学者奎廉（M. Quillian）1966 年从心理学角度研究人的记忆时提出"语义网络"（senmantic network）。后来经过西蒙斯（R. Simmons）和亨德里克斯（G. Hendrix）等人的改进，将其成功运用于"知识表示"和"自然语言理解"。① 因此，我们可以通过它来了解医疗报道文章的记者的认知和指代意义。

从图 6-6 中我们可以看出，这一网络图基本形成以"医院"为圆心的椭圆形，"医疗""患者""医生"这三个词是该网络的主要节点，以各种组合方式与其他词汇形成指定意义。它们属于本体的第一层，分别与"机构""管理""治疗"等词语组成了小网络。换而言之，医疗新闻报道主要是围绕这三个方面的内容进行展开和延伸的。

第三节　媒体呈现框架分析

本节 SPSS 分析的主要内容是对我国 2011 年全年关于医院和医务人员的"符号现实"，即媒体报道进行一次比较全面和系统的研究。样本同样是根据"构造周"抽样方法选出的三大门户网站共 276 余则新闻报道文章。

---

① 鲁川. 汉语的意合网络［J］. 语言文字应用，1998（2）：45.

由两名经过培训的编码员，通过阅读"合辑"中的全部新闻报道，完成本研究的编码和输入处理。最后共采集有效数据3000余个。

根据研究需求，我们定义了SPSS软件中的11个标签，依次是：报道主题、报道属性、利益立场、报道类型、消息来源、报道篇幅、报道风格、报道结论、双方出场、专业程度以及来自网站。编码表设定如下：

报道主题：分7类（1-医患交流、2-医疗技术和效果、3-医院环境、4-医疗费用、5-就医便利程度、6-医院设备及条件、7-其他）。

报道属性：分3类（1-负面、0-中性、1-正面）。

利益立场：分3类（1-医务人员、2-患者、3-其他）。

报道类型：分5类（1-消息、2-通讯、3-评论、4-视频、5-图片）。

消息来源：记录每一则消息的原始出处，包括通讯社、报纸、新闻网站、网站独家等。

报道篇幅：分4类（1-小稿件、2-常规稿件、3-大稿件）。

报道风格：分4类（1-顺叙、2-倒叙、3-插叙、4-评论）。

报道结论：分3类（1-没有、0-不确定、1-有）。

双方出场：分6类（1-仅患者、2-仅医务人员、3-患者多、4-医务人员多、5-双方平均、6-双方均无）。

专业程度：这里仅指是否有专业人士出场，分2类（0-无专业人士、1-有专业人士）。

来自网站：分3类（1-新浪、2-网易、3-腾讯）。

一、报道框架特征

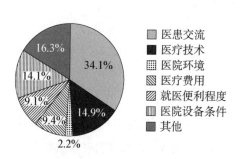

图6-7 报道主题的分布

（一）报道主题

首先，通过SPSS对样本的报道主题进行频次分析，结果如图6-7所示，在有明确主题的样本中，主题为"医患交流"的新闻报道最多，占34.1%，共94条。其次是关于"医疗技术和效果"方面的新闻报道，共 41 则，占总数量的 14.9%。最后是"医院设备条件"，有 39 条，占 14.1%，三者总数共计 174 条，百分比为 63.1%。由此可见，医患交流、医疗技术和效果、医院设备条件三者是我国医疗新闻报道的主要内容。随后依次是：医疗费用（9.4%，26 条）、就医便利程度（9.1%，25 条）以及医院环境（2.2%，6 条）。此外，报道主题为上述 6 项之外的"其他"，也有 45 条，占总数量的 16.3%，其中包括：优秀医生楷模介绍（如 2011 年 5 月 13 日"像吴孟超那样爱党报国为民"；2011 年 4 月 26 日"军医吴孟超：我的敌人就是肝癌"等）、医院违规操作（如 2011 年 4 月 4 日"涉事医院已被回收许可证"、2011 年 1 月 17 日"北京依托利益链骗术黑幕曝光"等）、发生在医院但与医患无直接关系（如 2011 年 2 月 13 日"医院带菌花篮被回收利用　医生称易传播疾病"；2011 年 1 月 29 日"帮忙挂灯笼　两护工摔伤"等）。

（二）报道属性

图 6-8 显示的是样本中报道属性的分布，表明当前我国医疗新闻报道中事件的属性呈三分态势，负面、中性、正面的比例均为 30%～40%。尽管如此，属性为负面的略多，为 36.2%，共 100 条；中性属性居次，占 33.7%，为 93 条；正面属性最少，为 30.1%，共 83 条。

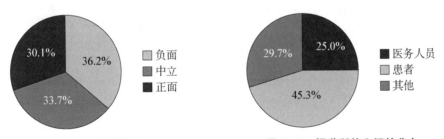

图 6-8　报道属性的分布　　　　图 6-9　报道利益立场的分布

（三）利益立场

利益立场，即报道的角度，通俗来说，就是某一篇报道是站在哪一方的角度上来说话的。如图 6-9 所示，利益立场是患者一方的有 125 则，占总样本量的 45.3%；第二位是其他，共 82 则，占 29.7%；第三位是医务人员角度，有 69 条，约占 25%。可以看出，在我国目前的新闻媒体报道中，站在患者角度的文章占了多数。

（四）报道类型

同样，我们也对报道类型的分布情况进行频次分析处理。从图 6-10

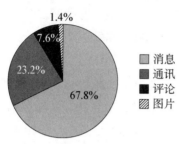

可以看出，在 276 则被处理的新闻文章中，消息是最主要的报道类型，比例为 67.8%，占总数量的 2/3，共计 187 则；其次是通讯，64 条，占 23.2%；再次是评论文章，共 21 条，占比 7.6%；由于网站的特殊性质，还有 1.4% 的新闻是完全以图片的形式展现的。

图 6-10　报道类型的分布

（五）消息来源

随后，我们对报道的消息来源进行了分析。首先记录所有新闻报道的消息来源，共有 101 项，即，抽取的 276 则样本报道文章来自 101 个不同的媒体。它们的名单与占比如表 6-3 所示。

表 6-3　消息来源分布

消息来源		数量			
		频率	百分比	有效百分比	累积百分比
新闻报道的消息来源	新华社	3	1.1	1.1	1.1
	红网	7	2.5	2.5	3.6
	《钱江晚报》	2	0.7	0.7	4.3
	新安传媒网	1	0.4	0.4	4.7
	《南方日报》	15	5.4	5.4	10.1
	《扬子晚报》	3	1.1	1.1	11.2
	温州网	4	1.4	1.4	12.7
	《广州日报》	5	1.8	1.8	14.5
	半岛网	8	2.9	2.9	17.4
	《成都商报》	7	2.5	2.5	19.9
	《现代快报》	4	1.4	1.4	21.4

（续表）

消息来源	数量			
	频率	百分比	有效百分比	累积百分比
《长江商报》	1	0.4	0.4	21.7
《南方都市报》	5	1.8	1.8	23.6
《信息时报》	3	1.1	1.1	24.6
《京华时报》	6	2.2	2.2	26.8
《北京晨报》	4	1.4	1.4	28.3
《三湘都市报》	1	0.4	0.4	28.6
《法制晚报》	6	2.2	2.2	30.8
《北京晚报》	1	0.4	0.4	31.2
《羊城晚报》	3	1.1	1.1	32.2
《文汇报》	4	1.4	1.4	33.7
《法制日报》	2	0.7	0.7	34.4
《东方早报》	2	0.7	0.7	35.1
《解放日报》	7	2.5	2.5	37.7
《三秦都市报》	4	1.4	1.4	39.1
《燕赵晚报》	2	0.7	0.7	39.9
《京华时报》	1	0.4	0.4	40.2
《新快报》	5	1.8	1.8	42.0
山东网	1	0.4	0.4	42.4
《检察日报》	2	0.7	0.7	43.1
云南网	6	2.2	2.2	45.3
《北京日报》	2	0.7	0.7	46.0
《重庆晨报》	4	1.4	1.4	47.5
《深圳特区报》	1	0.4	0.4	47.8
《郑州晚报》	1	0.4	0.4	48.2
《长沙晚报》	7	2.5	2.5	50.7
东广新闻台	1	0.4	0.4	51.1
《经济日报》	2	0.7	0.7	51.8

消息来源	数量			
	频率	百分比	有效百分比	累积百分比
中国经济网	1	0.4	0.4	52.2
《新京报》	7	2.5	2.5	54.7
《山东商报》	1	0.4	0.4	55.1
《兰州晚报》	1	0.4	0.4	55.4
《中国青年报》	1	0.4	0.4	55.8
中国新闻网	13	4.7	4.7	60.5
新民网《新民晚报》	7	2.5	2.5	63.0
《成都日报》	1	0.4	0.4	63.4
《东南快报》	2	0.7	0.7	64.1
《人民日报》人民网	2	0.7	0.7	64.9
《重庆晚报》	3	1.1	1.1	65.9
《新闻晨报》	1	0.4	0.4	66.3
《齐鲁晚报》	8	2.9	2.9	69.2
大众网《大众日报》	1	0.4	0.4	69.6
东方网	2	0.7	0.7	70.3
凤凰网	2	0.7	0.7	71.0
中国广播网	6	2.2	2.2	73.2
《楚天都市报》	2	0.7	0.7	73.9
《新闻晚报》	6	2.2	2.2	76.1
《解放军报》	2	0.7	0.7	76.8
新安传媒网	1	0.4	0.4	77.2
大河网	3	1.1	1.1	78.3
《上海商报》	1	0.4	0.4	78.6
深圳新闻网	2	0.7	0.7	79.3
荆楚网	5	1.8	1.8	81.2
法制与新闻	1	0.4	0.4	81.5
新浪广东	1	0.4	0.4	81.9

（续表）

消息来源	数量			
	频率	百分比	有效百分比	累积百分比
《重庆商报》	1	0.4	0.4	82.2
《钱江晚报》	1	0.4	0.4	82.6
网站独家	3	1.1	1.1	83.7
山西新闻网	4	1.4	1.4	85.1
南海网	2	0.7	0.7	85.9
《西安晚报》	1	0.4	0.4	86.2
《华西都市报》	1	0.4	0.4	86.6
《楚天金报》	1	0.4	0.4	87.0
CRJ 网	1	0.4	0.4	87.3
大江网	1	0.4	0.4	87.7
苍南新闻网	1	0.4	0.4	88.0
水母网	1	0.4	0.4	88.4
《昆明日报》	1	0.4	0.4	88.8
华声在线	2	0.7	0.7	89.5
安吉新闻网	1	0.4	0.4	89.9
《合肥日报》	1	0.4	0.4	90.2
哈尔滨电视台	1	0.4	0.4	90.6
西部网	1	0.4	0.4	90.9
《北京青年报》	1	0.4	0.4	91.3
哈尔滨新闻网	1	0.4	0.4	91.7
华媒网	1	0.4	0.4	92.0
北方网	1	0.4	0.4	92.4
中国消费网	1	0.4	0.4	92.8
中国法院网	3	1.1	1.1	93.8
正义网	1	0.4	0.4	94.2
《燕赵都市报》	2	0.7	0.7	94.9
鄂州新闻网	1	0.4	0.4	95.3

（续表）

消息来源	数量			
	频率	百分比	有效百分比	累积百分比
浙江在线	2	0.7	0.7	96.0
海南在线	1	0.4	0.4	96.4
蓝色河畔	1	0.4	0.4	96.7
新港发展周刊	1	0.4	0.4	97.1
华商网	1	0.4	0.4	97.5
广西新闻网电视网	2	0.7	0.7	98.2
《天津日报》	3	1.1	1.1	99.3
《南京日报》	1	0.4	0.4	99.6
龙虎网	1	0.4	0.4	100
合计	276	100	100	

从表6-3中可以看出，虽然许多媒体都有关于医疗的新闻报道，但数量都很少，呈现零散的状况。在两个"构造周"，即14天内，有30余家媒体都只有1篇相关新闻。医疗新闻报道最多的是《南方日报》，共有15条；其次是中国新闻网，共计13条，这也是仅有的2家相关报道数在10以上的媒体机构。其他媒体分别有8条（如半岛网）、7条（如《成都商报》、红网、《解放日报》等）、6条（《法制晚报》《京华时报》、云南网等）、5条（《新快报》《南方都市报》《广州日报》等）、4条（《文汇报》《北京晨报》《重庆晨报》等）、3条（《羊城晚报》《扬子晚报》《信息时报》等）、2条（《东方早报》《检察日报》《法制日报》等）和1条（《新闻晨报》《大众日报》《上海商报》等）。

对"构造周"样本中出现7条以上新闻报道的新闻来源进行分析，即在两周中平均每2天就有一条相关新闻报道。如图6-11所示，在101个新闻来源中，有10家媒体的新闻报道在7条以上，依次是：《南方日报》（15次）、中国新闻网（13次）、半岛网（8次）、《齐鲁晚报》（8次）、红网（7次）、《成都商报》（7次）、《解放日报》（7次）、《长沙晚报》（7次）、《新京报》（7次）和《新民晚报》（7次）。

从地区上看，南方媒体略占优势，有6家，分别是：《南方日报》、红

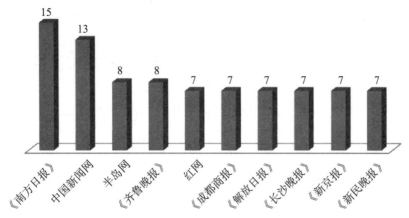

图 6-11　出现 7 条以上新闻报道的新闻来源分布

网、《成都商报》《解放日报》《长沙晚报》《新民晚报》。北方有中国新闻网、半岛网、《齐鲁晚报》和《新京报》4 家。其中，北京 2 家，上海 2 家，广州 1 家，山东 2 家，湖南 2 家，成都 1 家。从媒体属性看，两大类媒体平分秋色，各占 50％两类媒体包括：①严肃综合类，包括《南方日报》、中国新闻网、《解放日报》《新京报》、红网；②都市生活类，包括半岛网、《齐鲁晚报》《成都商报》《长沙晚报》《新民晚报》。由此可见，在我国无论是严肃综合类媒体，还是都市生活类媒体，都对医疗新闻事件有一定关注，聚焦医疗新闻。

（六）报道篇幅

如图 6-12 所示，在报道篇幅上，令人意外的是，800 字以上的大稿件最多，为 110 条，在所有新闻报道中占了 39.9％。也就是说，我国的医疗新闻报道较多地采用了长篇幅的深度报道方式，较为详细和深入。巧合的是，常规稿件和小稿件各有 83 条，各占 30.1％。

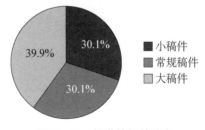

图 6-12　报道篇幅的分布

（七）报道风格

报道风格在本书中指的是报道中表现出来的、讲述新闻事件的方式。

通过报道风格，可以看出我国媒体报道的医疗新闻的主要叙事方式和手段。图 6-13 显示的是"报道风格"的分布情况，首先是按照发生顺序讲述事件，即"顺叙"的文章有 164 则，占样本总量的 59.4%，约占 3/5；其次是"倒叙"，即由新闻事件结果倒着讲述的文章有 77 则，占样本总量的 27.9%；其次是"评论"文章，共 23 则，占比 8.3%；最后是"插叙"，即将事件的结果和过程穿插着讲述的文章，占比 4.3%，共 12 则。

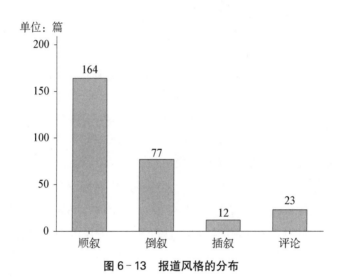

图 6-13　报道风格的分布

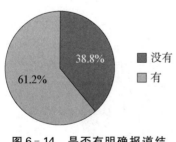

图 6-14　是否有明确报道结论的分布

（八）报道结论

有关报道是否有明确结论，图 6-14 显示了分析结果。在这 276 则新闻报道中，169 条是有明确结论的，占总样本量的 61.2%；其余的 107 条是没有明确结论的新闻，占 38.8%。由此可知，我国当前的医疗新闻报道中有近四成缺少明确的结论。

（九）双方出场

报道对象在新闻报道中的出场，即接受记者采访的情况，通常是分析新闻报道的主要因素之一。本书就医务人员和患者在新闻报道文章中的出场分布进行了分析，结果如图 6-15 所示。从图中可以看出，在 276 则新闻中，最多的是双方均未出场的，有 151 条，占了总样本量的 54.7%，超过半数。其余依次是：仅医生（52 条，占 18.8%）、患者多（34 条，占12.3%）、仅患者（23 条，占 8.3%）、医生多（9 条，占 3.3%）和双方平均（7 条，2.5%）。值得注意的是，超过半数的医疗报道中没有医务人员及患者出场，而仅有记者对事件的叙述。

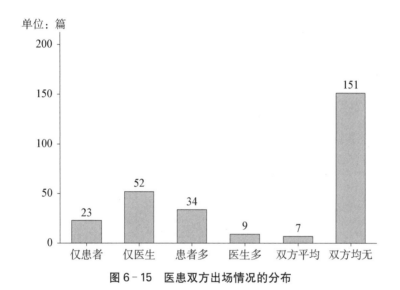

图 6-15　医患双方出场情况的分布

（十）专业程度

本书主要以新闻报道中专业人士出场情况的指标来考察报道的专业程度。如图 6-16 所示，绝大部分（71.7%）的医疗新闻报道中是没有专业人士出场，只有 28.3%，即 78 条新闻中有专业人士出场。当然，这与报道的主题有很大的关系，我们将在下文中做更加深入的研究。

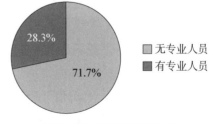

图 6-16　专业程度的分布

（十一）来自网站

图6-17显示的是这276则新闻来自网站的分布情况。其中，新浪最多，有179条，占总样本量的64.9%，约为2/3，随后依次是网易，73条，占26.4%和腾讯24条，占8.7%。因此可知，在三大门户网站中，主打新闻品牌的新浪网对医疗新闻的关注是最多的，网易次之，腾讯最少，这与网站的性质和定位有着很大的关系。对于受众而言，选择在新浪网上看新闻的人会比把网易和腾讯作为了解新闻的首选渠道的人更加容易接收到医疗新闻信息。

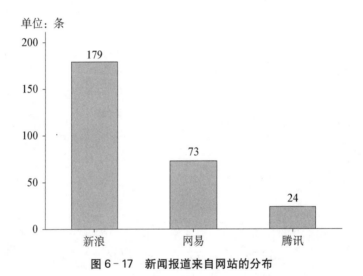

图6-17　新闻报道来自网站的分布

二、不同主题和不同立场报道特征

在上文中，我们通过SPSS软件依次对医疗报道样本总体的概况做了分析，初步掌握了医疗新闻报道在当前我国媒体上是如何呈现的。下面我们就在不同报道主题下，报道属性、利益立场、报道类型、消息来源、报道篇幅、报道风格、报道结论、双方出场、专业程度的区别做进一步检验。此外，我们也对不同网站与报道主题的关系加以分析，探究不同网站在医疗新闻上是否存在不同的偏好。

（一）报道主题与报道属性

通过对报道主题和报道属性的卡方检验，如表 6-4 所示，皮尔森卡方检验的值为 65.668，自由度为 12，显著性水平为 0，当显著性水平 α 取 0.01 时，不同报道主题的报道属性存在显著性差异。

表 6-4　报道主题与报道属性的卡方检验

	值	自由度	双侧近似 p 值
皮尔森卡方检验	65.668（a）	12	0
似然比卡方检验	66.185	12	0
线性关联	7.242	1	0.007
有效记录数	276		

没有单元格的预期计数小于 5，最小期望值 1.80。

尽管通过上述卡方检验我们发现不同报道主题的报道属性存在显著性差异，但由于卡方检验自身的一些局限性，上述检验无法反映两者的相关强度。因此，我们对不同报道主题与报道属性的相关强度进行关联强度值检验。表 6-5 显示的就是两者的相关强度关系，列联系数的值为 0.438，即两变量的相关系数为 0.438，表现为中度相关。因此，不同报道主题的报道属性也不同。

表 6-5　报道主题与报道属性的相关强度分析

		值	近似 p 值
名称	列联系数	0.438	0
有效记录数		276	

a. 不假设零假设。
b. 采用渐近标准差假设零假设。

（二）报道主题与利益立场

我们同样也对不同报道主题与利益立场的差异进行了检验。从表 6-6 可知，皮尔森卡方检验的值为 41.671，自由度为 12，显著性水平为 0，当显著性水平 $\alpha=0.01$ 时，两者的差异是显著的。

表 6-6　报道主题与利益立场的卡方检验

	值	自由度	双侧近似 p 值
皮尔森卡方检验	41.671（a）	12	0
似然比卡方检验	49.013	12	0
线性关联	1.646	1	0.2
有效记录数	276		

没有单元格的预期计数小于 5，最小期望值是 1.5。

　　考察它们的相关强度得到表 6-7 中的结果。两者的列联系数的值为 0.362，两者之间存在低度相关。也就是说，不同主题的报道利益立场不同。

表 6-7　报道主题与利益立场的相关强度分析

		值	近似 p 值
名称	列联系数	0.362	0
有效记录数		276	

a. 不假设零假设。
b. 采用渐近标准差假设零假设。

（三）报道主题与报道类型

　　表 6-8 显示的是报道主题与报道类型的卡方检验结果，可以看到，皮尔森卡方检验的值为 38.723，自由度为 18，显著性水平为 0.003，当显著性水平 α 取 0.01 时，不同报道主题的报道类型也存在显著性差异。

表 6-8　报道主题与报道类型的卡方检验

	值	自由度	双侧近似 p 值
皮尔森卡方检验	38.723（a）	18	0.003
似然比卡方检验	37.180	18	0.005
线性关联	3.501	1	0.061
有效记录数	276		

没有单元格的预期计数小于 5，最小期望值是 1.09。

根据表 6-9 中的结果可知，列联系数的值为 0.351，因此我们说，报道主题与报道类型的相关强度为 0.351，两者之间存在低度相关，即主题和报道类型有一定程度的关联。

表 6-9　报道主题与报道类型的相关强度分析

		值	近似 p 值
名称	列联系数	0.351	0.003
有效记录数		276	

a. 不假设零假设。
b. 采用渐近标准差假设零假设。

（四）报道主题与消息来源

通过报道消息与消息来源的卡方分析，从表 6-10 中可以看出，皮尔森卡方检验的值为 725.288，自由度为 600，显著性水平为 0。当假设显著性水平 α 取 0.01 时，不同消息来源的报道主题存在显著性差异。

表 6-10　报道主题与消息来源的卡方检验

	值	自由度	双侧近似 p 值
皮尔森卡方检验	725.288（a）	600	0
似然比卡方检验	522.12	600	0.99
线性关联	3.783	1	0.052
有效记录数	276		

没有单元格的预期计数小于 5，最小期望值为 8.02。

对其相关强度进行分析后得知，报道主题与消息来源两者的列联系数的值为 0.851，因此不同消息来源的报道具有高度不同的主题。

（五）报道主题与报道篇幅

同样，根据表 6-12 中报道主题与报道篇幅的卡方检验结果得知，皮尔森卡方检验的值为 30.669，自由度为 12，显著性水平为 0.002。当假设显著性水平 α ＝0.01 时，不同主题的报道篇幅差异呈显著性。

表 6－11   报道主题与消息来源的相关强度分析

		值	近似 p 值
名称	列联系数	0.851	0
有效记录数		276	

a. 不假设零假设。
b. 采用渐近标准差假设零假设。

表 6－12   报道主题与报道篇幅的卡方检验

	值	自由度	双侧近似 p 值
皮尔森卡方检验	30.669（a）	12	0.002
似然比卡方检验	31.248	12	0.002
线性关联	3.277	1	0.07
有效记录数	276		

没有单元格的预期计数小于 5，最小期望值为 1.8。

我们通过相关列联系数判断报道主题与报道篇幅的相关强度由表 6－13 中的数据可知，列联系数的值为 0.316，两者相关强度系数为 0.316，两变量间呈低度相关，不同主题的报道的篇幅差异较弱。

表 6－13   报道主题与报道篇幅的相关强度分析

		值	近似 p 值
名称	列联系数	0.316	0.002
有效记录数		276	

a. 不假设零假设。
b. 采用渐近标准差假设零假设。

（六）报道主题与报道风格

不同的报道主题与报道风格也存在显著性差异。观察表 6－14 中的结果，皮尔森卡方检验的值为 55.499，自由度为 18，显著性水平为 0，小于假设显著性水平 $\alpha = 0.01$。从表 6－15 可知，报道主题与报道风格两变量的列联系数的值为 0.409，即双方的相关强度系数为 0.409，不同的报道主题与报道风格呈中度相关。

表6-14　报道主题与报道风格的卡方检验

	值	自由度	双侧近似 p 值
皮尔森卡方检验	55.499（a）	18	0
似然比卡方检验	53.394	18	0
线性关联	2.896	1	0.089
有效记录数	276		

没有单元格的预期计数小于5，最小期望值是2.26。

表6-15　报道主题与报道风格的相关强度分析

		值	近似 p 值
名称	列联系数	0.409	0
有效记录数		276	

a. 不假设零假设。
b. 采用渐近标准差假设零假设。

（七）报道主题与报道结论

随后，我们通过卡方检验来探讨不同报道主题与报道结论之间的差异性程度。如表6-16所示，皮尔森卡方检验的值为15.911，自由度为6，双侧近似 p 值为0.014。当假设显著性水平 $\alpha = 0.05$ 时，两变量间差异呈显著性。

表6-16　报道主题与报道结论的卡方检验

	值	自由度	双侧近似 p 值
皮尔森卡方检验	15.911（a）	6	0.014
似然比卡方检验	16.389	6	0.012
线性关联	2.426	1	0.119
有效记录数	276		

没有单元格的预期计数小于5，最小期望值是2.33。

表6-17显示的是报道主题与报道结论的列联系数检验结果，其值为0.233，因此我们认为两者的相关强度系数为0.233，表现为低度相关，即

表6－17　报道主题与报道结论的相关强度分析

名称		值	近似 p 值
名称	列联系数	0.233	0.014
有效记录数		276	

a. 不假设零假设。
b. 采用渐近标准差假设零假设。

不同报道主题与是否有明确结论有低度的关联。

（八）报道主题与双方出场

报道主题与医患双方出场情况的卡方检验也呈现出显著的差异性。从表6－18可知，皮尔森卡方检验的值为55.499，自由度为18，显著性水平为0，小于假设显著性水平 $\alpha = 0.01$。因此，不同报道主题中的双方出场情况有显著差异。

表6－18　报道主题与双方出场的卡方检验

	值	自由度	双侧近似 p 值
皮尔森卡方检验	78.452（a）	30	0
似然比卡方检验	92.596	30	0
线性关联	9.149	1	0.002
有效记录数	276		

没有单元格的预期计数小于5，最小期望值是1.15。

而列联系数的值为0.47。因此，我们可以判定报道主题与双方出场两变量间存在中度相关关系，在不同主题的报道中医患双方出场情况不同。

表6－19　报道主题与双方出场的相关强度分析

名称		值	近似 p 值
名称	列联系数	0.47	0
有效记录数		276	

a. 不假设零假设。
b. 采用渐近标准差假设零假设。

（九）报道主题与专业程度

不同报道主题间的专业程度是否也存在相关关系？针对这一问题，我们首先通过卡方检验对变量间的差异性进行分析，由表 6-20 可以看出，在本次检验中，皮尔森卡方检验的值为 21.311，自由度为 6，显著性水平为 0.002。在假设显著性水平 α＝0.01 时，显著性水平小于 α，因此不同主题的专业程度存在显著性差异。

表 6-20　报道主题与专业程度的卡方检验

	值	自由度	双侧近似 p 值
皮尔森卡方检验	21.311（a）	6	0.002
似然比卡方检验	23.954	6	0.001
线性关联	.653	1	0.419
有效记录数	276		

没有单元格的预期计数小于 5，最小期望值是 1.7。

其次我们通过表 6-21 分析两变量的相关程度。因为列联系数的值为 0.268，所以可以判定报道主题与专业程度的相关强度不高，表现为低度相关。换而言之，不同主题报道的专业程度差距不大。

表 6-21　报道主题与专业程度的相关强度分析

		值	近似 p 值
名称	列联系数	0.268	0.002
有效记录数		276	

a. 不假设零假设。
b. 采用渐近标准差假设零假设。

（十）报道主题与来自网站

本书选择了三大门户网站进行样本抽样，不同的网站在医疗新闻的报道和选择上是否存在差异性，也是一个很有意思的话题。从表 6-22 报道主题与来自网站的卡方检验结果得知，皮尔森卡方检验的值为 30.562，自由度为 12，显著性水平为 0.002，假设显著性水平 α ＝ 0.01 时两者之间存在显著差异。

表6-22　报道主题与来自网站的卡方检验

	值	自由度	双侧近似 p 值
皮尔森卡方检验	30.562（a）	12	0.002
似然比卡方检验	33.038	12	0.001
线性关联	8.699	1	0.003
有效记录数	276		

没有单元格预期计数小于5，最小期望值是2.52。

表6-23　报道主题与来自网站的相关强度分析

		值	近似 p 值
名称	列联系数	0.316	0.002
有效记录数		276	

a. 不假设零假设。
b. 采用渐近标准差假设零假设。

从表6-23可以看出，两者的列联系数的值为0.316，说明报道主题与来自网站之间的关系为低度相关，因此，无论来自哪个网站，报道的主题不会有很大的差异。

通过报道主题与各变量的卡方检验以及相关强度检验可知，不同报道主题中的报道属性、利益立场、报道类型、消息来源、报道篇幅、报道风格、报道结论、双方出场、专业程度均呈显著性差异，且不同网站的报道主题也表现出了显著的差异。但在相关强度的检测中，我们发现，报道主题与消息来源呈高度相关，因此，不同的消息来源对报道主题的选择有很大影响。报道主题与报道属性、报道风格、双方出场这三个变量有中度相关关系，即不同的报道主题对于报道事件属性的选择、对于报道写作手法的选择、对于医患双方出场篇幅的多少有着中等程度的影响。报道主题与利益立场、报道类型、报道篇幅、报道结论、专业程度和来自网站都表现为低度相关，因此我们认为，不同报道主题的新闻在立场选择、篇幅长短、是否有结论、专业程度上差别很小，而新浪、网易、腾讯三大网站的报道在主题选择上的差异也不大。

不可否认，在医疗新闻报道中，记者的利益立场与新闻报道的最终呈现有着一定的关系，但这种关系的强度如何，是否有统计学意义，值得探索。因此，我们分别对利益立场与报道属性、报道结论和医患双方出场三个变量之间的相关强度进行了检验。如表 6-24 所示，利益立场与报道属性的列联系数为 0.621，因此两者之间存在中度相关。同时，显著性水平为 0，因此，不同利益立场下的报道属性有着显著性差异。

表 6-24　利益立场与报道属性的相关强度分析

		值	近似 p 值
名称	列联系数	0.621	0
有效记录数		276	

a. 不假设零假设。
b. 采用渐近标准差假设零假设。

表 6-25 显示了利益立场与报道结论的相关强度分析结果。列联系数为 0.16，表现为低度相关关系。且显著性水平为 0.026，当假设显著性水平 $\alpha=0.05$ 时，差异有统计学意义。

表 6-25　利益立场与报道结论的相关强度分析

		值	近似 p 值
名称	列联系数	0.16	0.026
有效记录数		276	

a. 不假设零假设。
b. 采用渐近标准差假设零假设。

利益立场与双方出场的相关强度如表 6-26 所示，列联系数为 0.428，两者之间存在中度相关。差异显著水平为 0，小于假设显著性水平 $\alpha=0.01$，因此，不同利益立场下，双方出场情况也存在显著性差异。

表 6-26　利益立场与双方出场的相关强度分析

		值	近似 p 值
名称	列联系数	0.428	0
有效记录数		276	

a. 不假设零假设。
b. 采用渐近标准差假设零假设。

　　上述统计结果证实了报道的利益立场与报道属性、报道结论以及双方出场情况之间存在相关性，且证实利益立场与报道属性和双方出场情况的相关强度较高，与是否有报道结论的相关强度较低。

三、"医患交流"报道特征

　　由于本书聚焦医患关系问题，而以"医患交流"为主题的新闻报道在我国受众对医患关系的认识和态度上有一定的影响，因此我们特将此类新闻报道抽出，对其进行单独的处理和分析。经梳理，报道主题为"医患交流"的文章共有94篇，其中新浪46篇，网易40篇，腾讯8篇。在这94篇报道中，涉及医患纠纷的有69篇，占比73.4%。

　　同样，除"报道主题"外的九个编码类目依次为：报道属性、利益立场、报道类型、消息来源、报道篇幅、报道风格、报道结论、双方出场、专业程度以及来自网站。

（一）报道属性

　　与在所有样本中三种报道属性几乎平均分布的情况不同，主题为"医患交流"的新闻报道的属性明显有主次之分。如图6-18所示，报道属性为负面的新闻最多，占58.5%，超过半数，共55条；中性其次，有21条，占22.3%；最少的是正面态度，只有18条，占19.1%。由此可知，在以"医患交流"为主题的报道中，较多的是负面态度的报道，报道中展现的医患交流不容乐观。心理学研究认为，对社会不赞许的行为，人们往往会进行内部归因，即认为是由个人本身的特质造成的，而且人们通常会根据已有的对真正内部倾向的预期解释他人的行为。因此，受众容易将医

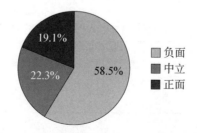

图6-18　"医患交流"主题报道属性分布

患交流负面报道中医务人员的不良行为归因于医务人员个人，而忽略其他客观条件的影响。

（二）利益立场

分析利益立场，我们可以推断出在涉及"医患交流"主题的报道中，记者选择角度、代表利益的情况，这对分析"医患交流"新闻也很重要。从图6-18可以看出，站在患者立场的新闻报道最多，有56.4%，共53条；其次是医务人员角度，共22条，占23.4%；剩余的19条，占20.2%，是利益立场不明确或是不属于两者范畴之内的报道。因此我们说，医患交流报道较多是从患者利益立场出发的，结合上面的检验我们发现负面、批评类报道相对较多，可以推测，受众通过媒体了解到的医患交流情况是不容乐观的。

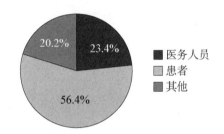

图6-19　"医患交流"主题报道利益立场
分布

（三）报道类型

从报道类型上看（见图6-20），在主题是"医患交流"的新闻报道中，有58.5%（55条）是消息，28.7%（27条）为通讯，评论占9.6%（9条），图片有3.2%（3条）。

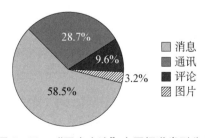

图6-20　"医患交流"主题报道类型分布

（四）消息来源

共有53家媒体发表过以"医患交流"为主题的新闻报道，具体名录如表 6-27 所示：

表 6-27　"医患交流"主题报道消息来源分布

	消息来源	数量			
		频率	百分比	有效百分比	累积百分比
有效	新华社	1	1.1	1.1	1.1
	红网	3	3.2	3.2	4.3
	《南方日报》	5	5.3	5.3	9.6
	《扬子晚报》	3	3.2	3.2	12.8
	温州网	2	2.1	2.1	14.9
	半岛网	6	6.4	6.4	21.3
	《成都商报》	1	1.1	1.1	22.3
	《现代快报》	2	2.1	2.1	24.5
	《长江商报》	1	1.1	1.1	25.5
	《南方都市报》	1	1.1	1.1	26.6
	《信息时报》	1	1.1	1.1	27.7
	《京华时报》	2	2.1	2.1	29.8
	《北京晨报》	1	1.1	1.1	30.9
	《三湘都市报》	1	1.1	1.1	31.9
	《法制晚报》	3	3.2	3.2	35.1
	《羊城晚报》	1	1.1	1.1	36.2
	《文汇报》	1	1.1	1.1	37.2
	《法制日报》	2	2.1	2.1	39.4
	《解放日报》	1	1.1	1.1	40.4
	《新快报》	1	1.1	1.1	41.5
	《北京日报》	1	1.1	1.1	42.6
	《重庆晨报》	1	1.1	1.1	43.6
	《长沙晚报》	2	2.1	2.1	45.7
	《新京报》	2	2.1	2.1	47.9

（续表）

消息来源	数量			
	频率	百分比	有效百分比	累积百分比
《中国青年报》	1	1.1	1.1	48.9
中国新闻网	4	4.3	4.3	53.2
《新民晚报》	2	2.1	2.1	55.3
《成都日报》	1	1.1	1.1	56.4
《东南快报》	1	1.1	1.1	57.4
《重庆晚报》	1	1.1	1.1	58.5
《齐鲁晚报》	7	7.4	7.4	66.0
凤凰网	2	2.1	2.1	68.1
中国广播网	1	1.1	1.1	69.1
《楚天都市报》	1	1.1	1.1	70.2
《解放军报》	1	1.1	1.1	71.3
深圳新闻网	2	2.1	2.1	73.4
荆楚网	3	3.2	3.2	76.6
新浪广东	1	1.1	1.1	77.7
网站独家	3	3.2	3.2	80.9
《华西都市报》	1	1.1	1.1	81.9
CRJ 网	1	1.1	1.1	83.0
水母网	1	1.1	1.1	84.0
华声在线	2	2.1	2.1	86.2
《北京青年报》	1	1.1	1.1	87.2
北方网	1	1.1	1.1	88.3
中国消费网	1	1.1	1.1	89.4
中国法院网	2	2.1	2.1	91.5
《燕赵都市报》	2	2.1	2.1	93.6
浙江在线	2	2.1	2.1	95.7
海南在线	1	1.1	1.1	96.8
蓝色河畔	1	1.1	1.1	97.9

（续表）

消息来源	数量			
	频率	百分比	有效百分比	累积百分比
《新港发展周刊》	1	1.1	1.1	98.9
华商网	1	1.1	1.1	100
合计	94	100	100	

可以看出，媒体分布很广，但密集度不高，在两个"构造周"时间段内大多数媒体是1则或2则新闻报道，有5则以上新闻报道的只有三家，依次是：《齐鲁晚报》（7则）、半岛网（6则）和《南方日报》（5则）。值得注意的是，诸如中国法院网、中国消费网等网站也对"医患交流"给予关注，说明医患交流已经涉及了法律保障、消费者保护等方方面面，患者的自我保护意识提高，对医患纠纷的处理更加专业和规范。

（五）报道篇幅
图6-21显示的是"医患交流"主题的报道的篇幅分布情况。从报道篇幅上看，800字以上的大稿件最多，有45则，占总样本量的47.9%；常规稿件次之，有35则，占37.2%；小稿件最少，只有14则，占比14.9%。因此，以"医患交流"为主题的新闻报道较多采用详细描述的报道方式，将事件的来龙去脉展现在受众的眼前。

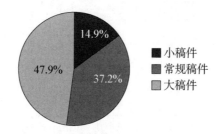

图6-21　"医患交流"主题报道篇幅分布

（六）报道风格
从表6-28"医患交流"主题报道风格分布中可知，按照事件发展的时间顺序写作的新闻稿件依旧最多，有 45 条，占总样本量的 47.9%；倒叙形式的稿件 35 条，占 37.2%；评论和插叙分列第 3、4 位，分别有 9 条和 5 条，占 9.6% 和 5.3%。

表 6-28　"医患交流"主题报道风格分布

	频率	百分比	有效百分比	累积百分比
顺叙	45	47.9	47.9	47.9
倒叙	35	37.2	37.2	85.1
插叙	5	5.3	5.3	90.4
评论	9	9.6	9.6	100
合计	94	100	100	

（七）报道结论

与医疗新闻报道中 61.2% 的报道有明确结论不同，有关"医患交流"报道的分析显示，没有明确结论的文章稍多，约占 51.1%，共有 48 篇；而有明确结论的报道，只占 48.9%，46 篇。

通过对样本报道的详细阅读和分析得知，在这 46 篇有明确结论的医患交流报道中，有 30 篇是关于医患纠纷的，占医患纠纷文章的 43.5%。因此我们判定，在我国当前有关医患纠纷主题报道中，只有不到半数的报道是有明确结论的，而超过一半的纠纷事件在报道刊登之际尚处在"待进一步调查"或"尚无明确结论"的状态。在这 30 篇有明确结论的医患纠纷文章中，以"医院有责任并赔偿患者或开除医务人员"为最终结论的占了很大一部分，共有 20 篇，比例为 66.7%。

（八）双方出场

在以"医患交流"为主题的新闻报道中，双方出场是极为重要的一个考察因素。与其他主题文章不同的是，由于"医患交流"本来就是医方和患方的交流和沟通，因此研究双方的出场对分析此类新闻报道状况十分重要。

如图 6-22 所示，在"医患交流"主题的报道中，最多的是"双方均无"出场的新闻报道，约占 36.2%，共 34 条；其次是"患者多"，共计 26 条，百分比为 27.7%；再次是"仅患者"，有 13.8%，共 13 条；而"仅医生""医生多"和"双方平均"出场的三类报道则比较少，三者之和仅有 21 条，占总样本量的 22.3%，不到 1/3。换而言之，在当前我国"医患交流"报道中医务人员的出场较患者一方明显较少。

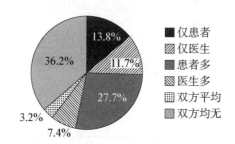

图 6-22　"医患交流"主题报道双方出场分布

（九）专业程度

本书所指的"专业人员出场"包括医学专家、法官以及行业内权威人士等。从研究结果得知，目前 63.8% 的"医患交流"报道是没有专业人员出场的，共 60 条。有专业人员出场的报道只有 34 条，占总样本量的 36.2%。在"医患交流"这样一个比较复杂且专业的问题上，是否有专业人员的意见和评判是一篇新闻报道是否专业的重要考量标准。

通过文本分析和内容分析，我们能够概括出当前我国医疗行业和医患关系的媒体呈现情况。

从整体上来看，词频分析的结果表明，当前我国医疗新闻报道的主要内容是：医疗行为、参与人员、发生场所、费用，以及就医便利程度。就报道对象的选择而言，患者多而医者少，医生多而护士少。报道有将医疗行业视为服务行业的倾向。就地区而言，南方地区的媒体对医疗新闻的关注度高于北方。表达负面情感的词汇使用频率略高，在叙述过程中注重对患者病情的交代。在语义网络上，医疗新闻报道以医院为圆心，以医疗行为、患者、医生为主要节点，与机构、管理、治疗形成独立的小网络，亦代表这些方面的内容是医疗新闻的主要关注点所在。

就报道框架而言，"医患交流"是医疗新闻报道的第一主题，其次是医疗技术和效果，最后是医院的设备条件。有关负面事件的报道略多，表现出站在患者立场为之发声的特点。通过记者文字叙述完成的报道较多，过半数的报道中没有医患双方出场，超过 2/3 的报道缺少专业人员的意见，因此，记者的叙述准确性十分重要。消息来源比较分散，可信度参差不齐，但无论是严肃综合类还是都市生活类的媒体都对医疗新闻给予了关注。在报道形式上，篇幅较长，多缺少明确的结论，并未以结论作为报道的重点。不同宗旨的网站对医疗新闻报道的关注程度也不同，新浪最多，网易次之，腾讯最少，因而我们认为，选择在新浪网站上看新闻的受众最可能接受到相关新闻信息。

不同主题的新闻报道具有不同的报道属性和对被采访对象的不同选择，而新闻报道表达的利益立场与报道属性和被采访对象选择的相关程度较高。不同的消息来源对报道主题的选择也有自己的特点。

从针对医患交流报道的分析中，我们得知，关于医患纠纷的报道占了大多数，在所有医疗新闻中也占 1/4 的比例。根据归因理论，受众容易将之归因于医务人员个人，而忽略其他因素的影响。批评报道多，受众通过新闻报道了解到的医患交流情况不容乐观。从报道的媒体来源看，法律、消费者权益等机构媒体也有关于医患交流问题的报道，说明医患关系问题已经不仅涉及医院和患者，而更加受到专业、规范领域的关注和重视。关于医患交流的新闻篇幅较长，详细呈现了事件过程，但不以结论为先导，缺乏明确结论的报道较多。在对报道对象的选择上，选择医务人员和专业人员的报道均比较少，报道存在的不确定因素较多，对记者的专业性和判断力的要求也较高。

第七章

总结和讨论

通过前文的数据分析和讨论，我们掌握了当前（研究时间段）我国医疗行业的客观现实、受众的认知和态度以及媒体呈现三个方面的现实情况。通过这三者的对比可以发现当前我国媒体报道的影响和存在的问题，并能归纳出受众对医患关系的认知和态度形成的影响因素。这是我们在本章中重点讨论的内容。

第一节　媒体报道的影响和问题

一、媒体报道的影响

表7-1显示的是我国医患关系客观现实、受众认知、媒体呈现三者之

表7-1　客观现实、受众认知和媒体呈现关系的对比分析

	客观现实		受众认知		媒体呈现	
	投诉起数	按起数（排序）	受众人数	受众（排序）	媒体呈现（频数）	媒体呈现（排序）
医疗技术和效果	599	1	182	1	41	3
医疗费用	306	2	48	2	26	5
就医便利程度	—	—	26	3	25	6
医患交流	22	4	25	4	94	1

间对引发医患纠纷的原因的对比分析结果，我们对在受众认知中排名前四位的因素进行对比。

从表7-1中可以明确看出，有关医患纠纷诱发原因的问题，受众认知和客观现实基本符合，只是由于投诉原因和受众认知及媒体呈现并不能一一对应，因此当"就医便利程度"这一项作为投诉原因时，会出现无投诉起数（数量）和排序的现象。但是我们观察到，媒体呈现与客观现实、受众认知的差距较大，媒体呈现既没有对应客观现实，又不符合受众认知。因此我们说，受众对造成我国医患关系原因的认知基本符合客观现实，媒体并未在其中产生很大的影响，这与目前国内现有研究中的"媒体推波助澜论"大相径庭，印证了本书对媒体的影响效果的研究假设。

但是，我们也看到，在"您认为我国医院目前每年平均有多少起医患纠纷"这一问题的回答结果中，超过半数的调查对象认为我国每所医院年平均医患纠纷数超过了60起。而根据我国卫生部的统计数据，2012年我国年平均医患纠纷数量为40起左右。① 因此我们认为，受众对我国医患纠纷数量的评估多于客观现实中的数量。相关检验证实年平均医患纠纷数量的评估数与受众的媒体暴露程度表现为相关关系，在这个方面再一次验证了涵化理论。

综上而言，媒体报道对受众有关医患纠纷数量的认知起到一定程度的影响，但是对医患关系成因的认知影响不大。

二、媒体报道存在的问题

（一）不够全面，未满足受众需求

经过研究发现，在受众心目中，我国医疗新闻的报道主题按频次排列由多到少依次是：医患交流、其他、医疗技术和效果、医院设备条件、医疗费用、就医便利程度和医院环境。与上文中医疗投诉的分布情况对比后，我们发现，医疗质量和医疗费用既是医疗新闻报道的重点，也是医疗投诉的高发原因，在这两个问题上二者达到统一。

但医患交流在新闻报道中受到的重视程度与医疗投诉有较大差异：在

① 曹政，韩璐，崔芳. 如何建立和谐的医患关系［N］. 健康报，2012-3-12.

医疗新闻中，医患交流是一个很重要的部分，占了报道总数的 34.1%，且关于医患纠纷的有 69 篇，占比约为 25%。尽管有些患者在遭遇医患纠纷时并不会采取投诉的方法，但是两者的差异依旧说明当前我国媒体对医患纠纷的集中报道程度过高，而忽视了其他内容，反映的客观现实不够全面。

在有关报道主题与前文中针对研究对象对新闻报道的关注程度检验的对比中，我们得知，受众对于涉及医疗技术和效果、医疗费用和就医便利程度相关内容的关注度较高，而对于医患交流、医院环境和医院设备条件等内容的关注度较低。对比可知，在对医疗技术和效果的重视程度上，媒体和受众达成了一定程度的共识。但受众关注的其他方面，诸如：医疗费用、就医便利程度等，则未能受到媒体工作人员的充分重视。因此我们推测，在我国当前的医疗新闻报道中，尚存在媒体报道和受众需求不对位的情况，印证了受众对于新闻报道的需求并未得到满足的假设。

（二）就事论事，未深入揭露本质

现有的医疗报道都有一个共性，即多就事论事地反映医患纠纷的现象，但并未挖掘现实背后的深层次原因，在履行监测环境、推动医疗体制进步的职责方面有所缺失。

以医疗费用报道为例，当前我国民众的就医体验更倾向于不愉快，导致这种情绪的最主要原因在于费用高。分析目前的医疗新闻报道，关于医疗费用的新闻只占 9.4%，排名第四，且主要涉及三个方面：关于免费治疗的消息发布、对医疗费用高的评论文章、个别案例的报道。这些文章大多停留在对事实的陈述层面，但是对于我国医疗费用的组成和政府投入情况都鲜有涉及。关于就医便利程度的报道也是如此，媒体只是报道患者就医的困难，呼吁医院减少排队时间，简化就医流程。从前文分析我们得知，医院数量在增加，病床数在增加，诊疗人数也在增加，但是医务人员数却并没有配套增长，不断增加的患者数和滞后的医务人员数导致了就医难的问题，但媒体对这一原因很少或没有提及。因此我们说，现阶段的医疗报道对于医患矛盾的根本动因挖掘和分析不足，并未发挥通过舆论监督推动医疗体制改革的作用。

（三）平衡不足，媒体报道偶有失语

在医疗报道对象的选择上，我们发现，作为医患关系主体的医方和患方存在着不平衡的情况。通过对双方出场的数据分析得知，患者在新闻报道中的篇幅比例高于医方，也就是说，新闻报道在反映事实时，并未将两者同等对待。

媒体在一些敏感事件中的失语，也导致了报道的平衡性不足。如前文提及的"徐文医生被砍事件"，作为一件性质严重的医患纠纷事件，权威媒体在事件发生的一周后才参与报道，而在此之前，只是在微博和论坛中小范围讨论，引起了医务人员和相关行业工作者的关注。媒体在此类事件中的失语，激化了医患双方的对立情绪。

（四）采访不够，专业性有待商榷

一些媒体由于种种原因，或是要追求时效性、独家性，或是为了夺人眼球，在记者的调查采访还不够充分、明确的情况下就刊发了稿件，造成了对事实的歪曲或片面反映，导致报道失实。

以"八毛门事件"为例，记者在听取患儿家属的爆料之后，以"医院要动十几万元的手术最终八毛钱治愈"为题进行了报道，十几万和八毛钱的鲜明对比引发了社会关于医德医风的大讨论，但真实情况却是患儿病情严重，必须进行手术治疗。

报道中认定患儿已花八毛钱治愈，并大篇幅地引述患儿家属对于医院"为多收钱而提出手术治疗"的揣测。且文章中由始至终都没有出现第三方的意见，也没有请专业人士进行分析。这与我们对媒体呈现分析的结果吻合，即在目前的医疗新闻报道中，只有 28.3% 的报道有专业人士的出场。因此我们认为，记者在报道医疗事件时采访不足，报道的专业性有待商榷。

第二节　数据分析和讨论

一、认知和态度的影响因素

在前面的研究中，我们发现受众对于医患纠纷频繁程度的认知受到了媒体的影响，而对医患关系的成因判断受媒体影响并不大。那么在受众的认知和态度的形成过程中，哪些因素发挥了作用呢？它们的影响程度又是如何？我们对这些影响因素进行了梳理和相互间关系的检验。这些因素可以被归纳为三个方面：受众本身、外部刺激和所处情境。

（一）受众本身

1. 初始态度

通过对"就医体验分值"和"过度医疗"的考察，我们了解调查对象通过直接经验而形成的强态度。在"5分制"的打分结果中，就医体验的平均分值为2.86，我国民众的就医体验倾向于"不快"。同时，人们也认为，过度医疗存在于就医过程当中，医院的有些治疗是不必要的。

2. 自我卷入

新闻报道的内容分析结果显示，当前我国的医疗新闻报道中，负面新闻较多而正面新闻较少，在以医患交流为主题的新闻报道中，这一情况尤甚。这也就意味着媒体反映的医患关系不容乐观，受众很自然会对自己的就医过程产生或多或少的恐惧心理，担心医疗效果不好或是担心收费过高等。医疗新闻报道较多地表现为恐惧唤起的模式。研究证实，恐惧在人们学习信息时会起到一定的促进作用。

当一个议题会对个体产生重要的影响时，容易产生议题卷入，人们卷入这个议题，而不是远离它。它驱使人们密切注意议题和相关的论据。医疗无疑是一个与人们生活息息相关的议题，我们采用"担心媒体报道的医患纠纷事件发生在自己身上的程度"和"认为媒体报道的医患纠纷发生在自己身上的可能程度"为变量来考察受众之于该议题的卷入程度。在研究中，我们发现各有超过半数的人担心和认为医患纠纷可能发生在自己身上，也就是说，受众的议题卷入程度较高。此时如果议题中给出的是强论据，则更加具有影响力和说服力。

3. 人格特征

除了自我卷入，人格特征也在态度的形成和改变过程中产生影响。这里的人格特征主要表现为闭合需要和表达意愿。

我们通过"媒体使用"和"医疗报道关注和参与"这两组变量，检验受众在医患关系态度形成和改变过程中对医疗报道信息的闭合需要情况。研究表明，使用网络了解该议题的人最多，人际传播其次；但关注度较低，其中医疗技术和效果、医疗费用和就医便利程度关注度排名前三；在主动搜寻相关新闻上，也表现为很少或几乎不会。换而言之，受众对于医疗新闻中信息处于低闭合需要的情况。在态度的改变过程中，低闭合需要的人比高闭合需要的人更容易改变自己的态度，因为他们更能容忍信息的模糊性。主动搜寻医疗报道的程度与对医患纠纷责任归属表现为显著弱正相关。

在表达意愿方面，我们看到，较多的调查对象选择很少或几乎不会主动讨论医疗新闻。因此我们认为，我国受众对于医疗新闻事件的表达意愿也不强。但其与医患纠纷频繁程度和医患纠纷责任归属都存在着显著相关，相关性都不强，均为弱相关。

4. 简单暴露

社会心理学确证"简单暴露效应"（mere exposure effect）的存在，即重复接触任何刺激会增加对该刺激的积极情感体验或减少消极情感。结合本研究，我们通过媒体暴露情况考察受众的简单暴露情况发现，在网络新闻中的暴露程度最高，电视新闻次之，报纸新闻最低。随后，我们发现媒体的使用时间长度与对医患纠纷频繁程度的认知呈显著相关，而其与当前我国医患关系及医患纠纷处理是否得当的判断则没有明显相关关系。

5. 人口统计学变量

研究也对受众的人口统计学变量进行了分析，性别对于"当前我国医患关系""我国医患纠纷频繁程度""医患纠纷责任归属""我国医院医患纠纷处理是否妥当""未来医患关系是否缓和"等方面均无显著影响。因此，我们说，性别对态度的形成和改变不构成明显影响。

年龄与"当前我国医患关系""我国医患纠纷频繁程度""医患纠纷责任归属""我国医院医患纠纷处理是否妥当""未来医患关系是否缓和"这五个变量为正相关关系。而与"因为医患纠纷而不再相信医生"和"因为医患纠纷而不去医院"这两个变量呈负相关关系。但相关系数并不大，因此，年龄在态度形成和改变的过程中是一个较弱的影响因素。

"当前我国医患关系""我国医患纠纷频繁程度""医患纠纷责任归属""我国医院医患纠纷处理是否妥当""未来医患关系是否缓和"这五个变量与受教育程度呈正相关，与"因为医患纠纷而不再相信医生"和"因为医患纠纷而不去医院就诊"则呈负相关，但相关系数值均较小，表现为弱相关。受教育程度与"因为医患纠纷就不再相信医生""我国医患纠纷频繁程度"和"未来医患关系是否缓和"这三个变量间存在显著性差异。因此，受教育程度是人口统计学变量中影响态度的因素之一。

人均收入在与代表我国受众对医患关系态度的七个变量间都表现为低度相关。在显著性检验上，只有"我国医院对医患纠纷的处理是否妥当"与人均月收入之间呈显著性负相关，其余几个变量与人均月收入之间均未达到显著性相关。

对治疗结果的期望值与医患关系态度的相关性极其微弱，且差异性不明显。因此，期望值并不是影响态度形成和改变的主要因素。

（二）外部刺激

外部刺激指的是受众在态度的形成和改变过程中受到的、来自外部的影响，本书中的外部刺激为媒体报道，包括媒体属性、参照群体、信息本身和所处情境。

1. 媒体属性

情感传递观点认为，对传播者的评价，不管是积极的还是消极的，都会传递到他们所表达和提倡的立场。大量的研究证明，在态度的形成和改变过程中，信源的可靠性发挥着重要的作用，可靠性高的信源传播的信息更加容易影响人们。我们通过专业性和可信度这两个指标考察了当前关注我国医疗信息的媒体的可靠性。

在对医疗信息发布源的统计中，我们并没有看到专业的医疗媒体，如《健康报》《健康时报》等，因此，我们或许可以得出这样的结论：当前我国医疗专业媒体还未受到关注，影响力尚小。鉴于此，本书通过"报道中是否有专业人士出场"这一问题来考察当前医疗新闻报道的专业性。经过统计分析发现，绝大部分的医疗新闻报道中是没有专业人士出场的，也就是当前报道的专业性堪忧。尤其在主题为医患交流的报道中，有 43.5% 的报道以"医院有责任赔偿或开除医务人员"为结论，但却有 63.8% 的报道是没有专业人士的意见的。这些结论在一定程度上也值得商榷。

受众调查研究显示，有接近半数的被调查者认为我国医疗报道"很可信"和"比较可信"，也代表我国受众对目前的医疗新闻来源的信任度值较高。那么，媒体的可信度到底是怎样的呢？我们也考察了当前医疗新闻报道媒体的可信度，发现不论专业性水平怎样，人们都愿意相信那些没有偏见的、可信赖的信源。在报道的消息来源统计中，我们发现，对医疗事件关注比较多的媒体，如《南方日报》、中国新闻网、半岛网、《齐鲁晚报》、红网等，大部分都是我国或当地的党报（网）或是权威媒体机构，信源的可信度在一定程度上得到了保障。报道中的一件事情是否有多重来源，即是否有多个人对事件进行叙述和介绍，也被视为是可以提升可信度的因素。针对这一因素，我们分析了医疗新闻报道中医患双方的出场情况，结果显示，超过半数的新闻中没有出现医患任何一方，双方都有的仅有 18.1％。这一结果提示，医疗新闻报道应该增加多重来源，以提升可信度。

2. 参照群体

在现实生活中我们往往会发现，当某一个说法或立场被一群我们喜欢或认同的人支持时，我们也会接受和支持它。而这一群人，在心理学中被称为"参照群体"（reference groups），而"参照群体"的最基础指代，就是家庭、朋友等个人会与之直接互动的群体。参照群体对人的影响主要表现为规范性影响、信息性影响和价值表现。因此，我们通过"亲友中是否有医务工作者"来检验参照群体对受众的医患关系态度的影响。

经过相关分析，"亲友中是否有医务工作者"对当前我国医患关系的认知和医院对医患纠纷的处理是否妥当、是否因为医患纠纷就不去医院的影响并无显著性影响，但对我国医患纠纷频繁程度的认知、我国医患纠纷的责任归属态度、未来医患关系是否会缓和以及是否因为医患纠纷就不相信医生均有显著性影响。

3. 信息本身

我们考察了传播者和参照群体的影响，而传播信息内容本身在对传播效果和态度的形成与改变上也有着非常重要的作用。

首先，是传播信息与受众自身态度的差异。人们通过直接经验形成的强态度通常很稳定，涉及一些对他们本身而言十分重要的议题。"就医体验分值""是否遭遇过度医疗"以及"大小医院医患纠纷的比较"是检验受众原有态度的指标。数据分析显示，人们的就医体验倾向不快，认为存在过度医疗的问题，且认为大医院的医患纠纷不比小医院少。那么，媒体的新闻报道又是如何展现的呢？在内容分析中，我们也发现，医疗报道负面消息多,医患交流报道更是如此,医疗费用主题颇受关注,部分反映了过度医疗的现实。传播信息与受众自身态度比较一致。在大小医院的对比中可以发现,小医院的医患纠纷报道略多,和受众的初始态度不同,这一方面,可能受到受众的直接体验的影响,另一方面,也许是因为大医院受到的关注更多,医患纠纷影响更大,因此,尽管医患纠纷数量少,但给受众留下的印象深刻。

其次,我们从篇幅和频率检验了论据的力度。我国媒体偏好使用篇幅大于 800 字的大稿件来报道医疗新闻,在大多数情况下,篇幅长、论据多的报道更容易影响受众,但这也与受众对相关信息的掌握程度有关。对掌握信息不足的人而言,长信息比短信息更具有影响力。频率上,在两个构造周(即 14 天)内,共有 276 条符合条件的报道,也就是说,平均每天有近 20 条相关新闻。这一数量并不足以让受众充分了解和掌握医疗信息。

最后,通过研究我们得知,在立场和属性方面,当前我国医疗新闻比较多的是从患者的立场出发的批评报道,这一点从报道的文本表现和医患双方出场比例可以看出。而且,在医疗新闻报道中,专业人员出场少,报道的专业性和可信度值得商榷。

4. 所处情境

在阅读网络新闻的过程中,分心是很容易发生的情况,人们可能很难完全集中精力阅读某一则新闻,而是会同时使用其他媒体或是处理其他事情。分心会对所接收到的信息的效果产生影响,尤其是在态度的改变过程中。认知反应分析说明,适度的分心能够增强说服。医疗是一个人们已有态度的熟悉议题,分心会干扰正常的抗辩过程,因此,它能够促进信息对受众的影响和说服。

另外,文化也是情境当中的重要因素。我国属于集体主义文化,人们重视自己与社会群体的关系,因此,体现社会关系和社会责任的诉求的报道会更加具有影响力,也就是说,报道的指向对传播效果有着很大的影响。① 那么,那些反映医患关系的、强调医院社会责任的报道则更容易影响受众,在他们的态度形成和改变过程中发挥更大的作用。

---

① 谢利·泰勒,利蒂希亚·安妮·佩普卢,戴维·西尔斯. 社会心理学 [M]. 崔丽娟,王彦,译. 上海:上海人民出版社,2010:487.

二、影响因素之间的关系

通过卡方等相关统计方法检验，我们发现"对当前我国医患关系的判断""医患纠纷频繁程度的认知""医院医患纠纷处理得当程度的认知""医患纠纷责任归属的态度"这四个指标与媒体呈现和受众本身有较为显著的关系。我们对其一一做了分析。

（一）影响我国当前医患关系判断的因素

我们发现，形成结论的渠道、主动搜寻报道的程度、担心媒体报道的医患纠纷事件发生在自己身上、对媒体报道的医患纠纷发生在自己身上的风险评估、年龄、受教育程度、对治疗效果的期望等因素与对我国当前医患关系的判断有正相关关系。而医疗报道的关注程度、过度医疗程度、对媒体的信任程度与对我国医患关系的判断存在为负相关关系。

在这些因素中，除形成结论的渠道与我国当前医患关系判断的相关系数表现为中度相关，其他因素的相关系数值均比较小，表现为低度相关。

通过回归检验，当显著性水平 α 取 0.05 时，显著性水平为 0 的有主动搜寻医疗报道的程度和对媒体的信任程度两个变量，结果具有统计意义。

（二）影响医患纠纷频繁程度认知的因素

对于医患纠纷频繁程度的认知，获取医疗信息的渠道、对治疗结果的期望值、主动讨论医疗报道的程度、对媒体报道的医患纠纷发生在自己身上的风险评估、年龄、亲友中是否有医务工作者以及对治疗结果的期望值这六个变量表现出了正相关的关系。与对于医患纠纷频繁程度有负相关关系的因素有：媒体使用时间、对医疗报道的关注程度、过度医疗程度、担心媒体报道的医患纠纷发生在自己身上的程度、对媒体的信任程度、受教育程度。但两组变量的相关系数的绝对值均小于 0.4，因此，我们说这些因素与医患纠纷频繁程度的认知仅有低度相关。

同样进行回归检验得知，对治疗结果的期望值、媒体使用的时间、担心媒体报道的医患纠纷发生在自己身上的程度以及对媒体的信任程度这四个变量的显著性水平 sig 值小于 0.05，结果具有统计意义。

（三）影响医患纠纷处理得当程度认知的因素

同样，各因素与医患纠纷处理程度认知的相关性也不大。其中，主动搜寻医疗报道的程度和就医体验分值与其呈正相关关系，而对媒体的信任程度、人均月收入情况、对治疗结果的期望值这三个变量与之表现为负相关。

回归分析显示，当显著性水平 $\alpha = 0.05$ 时，上述五个变量的显著性水平均小于 0.05，因此检验结果均具有统计意义。

（四）影响医患纠纷责任归属认知的因素

在对医患纠纷责任归属的态度影响因素的检验中，我们得知，对其有正相关影响的因素包括主动搜寻医疗报道的程度、就医体验分值、年龄、亲友中是否有医务工作者、对治疗结果的期望值。

与其有负相关关系的因素有：主动讨论医疗报道的程度、担心媒体报道的医患纠纷发生在自己身上的程度、对媒体的信任程度。检验相关系数后可知，相关强度较低，均为弱相关。通过回归检验，亲友中是否有医务工作者与对媒体的信任程度，在假设显著性水平 $\alpha = 0.05$ 时具有统计意义。

研究结果证实了我们关于媒体的可信度、报道篇幅、论据力度、受众的就医体验、人格特征、受教育情况、收入、社会文化对医患关系的影响假设。

基于上述研究，笔者提出了医患关系认知和态度形成的模型，如图 7-1 所示。

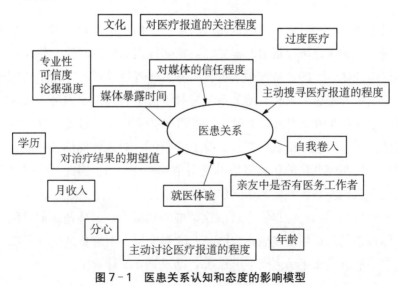

图 7-1　医患关系认知和态度的影响模型

第三节　研究建议和展望

在本书的开篇，笔者就提到本研究的目的是挖掘在医患关系态度的形成和改变过程中的影响因素，旨在为改善我国日趋紧张的医患关系寻找可行的路径。笔者从受众和媒体两个角度开展研究，以定性研究和定量研究的方法，了解当前我国医疗行业的现状和水平、我国受众对于医患关系的态度、媒体在医患关系形成过程中的作为和作用，以及受众对于媒体的意见和期望。因此，笔者从以下四个方面对改善医患关系提出建议：

一、从政府角度

通过对我国医疗行业现状和水平的梳理和分析，可知，我国的医疗卫生事业发展水平与发达国家存在不小的差距，主要表现为：政府投入少、个人支出高、医务人员数少。而这些都是导致我国医患关系紧张的根本原因。因此，若要改善医患关系，政府应当促进医疗体制改革，加大对于医疗卫生事业的经费投入，减少个人支出在医疗卫生总费用中的比例，控制医疗费用的增长速度，并且通过改善待遇等方法增加医务人员数量，从而从根本上解决"看病难""看病贵"的问题。

二、从媒体角度

研究发现，受众认为我国媒体医疗报道的可信度不算很高。当前媒体对医疗新闻的报道过程中存在着不够全面、就事论事、平衡不足、专业性不强等问题，不利于受众全面地了解我国医疗行业的客观现实，建立和谐的医患关系。因此，媒体应当全面、如实、平衡地报道事实，并进行具有建设性的报道，发挥媒体反映客观现实、监测环境、推动社会发展的职能。

首先，笔者建议媒体在选择报道主题时视野应更加开阔，全面地反映现实情况和受众真正关心的问题，满足受众的需求。医患交流不畅、医疗费用高、就医流程麻烦都是造成我国医患关系不佳的主要原因。但当前的媒体报道倾向于选择医患交流作为报道的重点，而对医疗费用高、就医流程麻烦等受众关心的问题并未予以足够重视。

其次，通过对当前媒体医疗新闻报道的反思，笔者认为，媒体报道还应当更多地着力于推进医疗体制的健全和完善，而不是仅关注于由此而引发的事件本身。通过受众调查可以看出，医疗费用高、医生态度不好、就医流程复杂是引发人们就医体验不快的三大原因。而这三者都与我国的医疗体制和管理问题有关，但是媒体在报道时却并未明确。事实上，受众在对"造成我国当前医患关系现状的最主要原因"的回答中，也将体制不完善作为首选答案。因此，媒体更应该多地对这些本质原因进行披露，发挥媒体的监测环境、推进医疗体制的健全和完善的职能。这是新闻媒体在缓和医患矛盾工作中的重中之重。

再次，由于在医学知识方面，医者和患方信息不对称，医生在信息上享有优势，这种情况也容易造成疑问、误解，甚至纠纷。我们也已证实，患者对于治疗结果的期望是影响医患关系的一大因素，因此，媒体应当在全面、客观地反映医疗行业现状的前提下，尽可能多地普及医疗知识，填补双方在医学知识上的"知沟"。

我们在研究结果中也看到了，受众希望从医疗新闻，尤其是医患纠纷的新闻中，获知双方对错、事情结论的内容。但目前的医疗新闻报道中有明确结论的文章较少，只有一半左右。且在这些报道中，有专家出场的也不多，大部分都是记者们自己的意见，专业性值得商榷。因此，无论是从满足受众的需求，还是从改善医患关系的长远目标来看，媒体在报道医疗新闻时都应当增强科学性和专业性，力争给出受众可信的判断依据或是明确的结论。

最后，通过研究我们发现，在大部分的医疗报道中，医患双方的平衡不足，患方在报道中的出场多于医者，因而也容易造成报道仅有一面之词，有失偏颇的情况。新闻报道应该反映新闻事件的全貌，建议记者在进行医疗新闻报道，尤其是进行医患纠纷的报道时，应当多方求证，立场客观，不偏袒某方也不刻意忽略某方。

三、从个人角度

治疗疾病，是一个需要双方互相信任、一起配合完成的过程。医患关系融洽，会对治疗过程和效果起到积极的作用；而医患关系不融洽，则会给患者带来不少麻烦，对治疗过程和效果也会有消极的影响。

因此，从个人方面促进医患关系的良性发展也很重要。通过研究和数据的分析得知，受众的个人特性与医患关系态度的形成和改变有着一定的相关性。因此，笔者认为政府、学校也应有意识地提升受众的媒介素养，培养他们对媒体传播影响力的认知，提高他们对媒体传播的新闻信息的理解和分析能力，使他们具有独立思考能力，能够辩证地接收媒体传播的医疗报道。受众平时应当培养主动搜寻医疗新闻报道、全面完整地了解信息的习惯和能力；此外，适当调整对医疗效果的预期，认识到医疗过程的不确定性和未知性，正确对待治疗结果。

四、从医院角度

鉴于媒体报道在一定程度上对医患关系产生了影响，而医患关系又会影响到医疗工作的开展，甚至是医务人员自身的生命健康安全，因此医院的管理者和医务人员必须认识到改善医患关系的迫切性和重要性。

受众对于医院的不满主要集中在费用高、医生态度不好以及就诊流程麻烦的问题上。其中，除了医疗费用是医院无法解决的问题之外，医生的态度和就诊流程必须得到改善。而受众对于好医生的评判标准依次是：责任心、医术和态度，因此医务人员也需要提高自己的责任意识和医疗水平，或者让患者感受到医生的责任感。

同时，很重要的一点是，医院也应当重视与媒体的沟通，主动与媒体交流，改变以往那种躲着媒体、不愿意与媒体打交道的习惯。只有这样，才能够部分改善在媒体中医生失语、出场少的现状。

由于时间和个人精力的限制，在受众调查方面，本书采用问卷调查的方法，从定量研究的角度对受众的媒体使用、对医疗报道的关注和参与、对医患关系的态度、就医体验、媒体卷入、责任推定和评价以及个人情况展开了统计和分析，并且通过数据分析的结果，总结归纳出受众的特质在医患关系态度形成和改变的过程中所发挥的作用。但是，本书在定性研究方面仍有欠缺。在未来的研究中，如果再结合深度访谈的方法，对受众意愿和行为的原因多做深度的挖掘，将能够更加深入和全面地把握个人特质对结果的影响。在媒体内容对受众医患关系态度形成和改变的检验过程中，如若再加入实验法，将受众分为控制组和实验组分别进行不刺激和刺激的处理，则会更加明确媒体内容对于结果的影响。后续研究还可以选取一些典型案例，如单独以"徐文医生被砍事件""王浩血案"等事件作为研究背景，研究在此类极端事件中媒体的表现、内容的呈现，以及受众的态度，以期能够从极端案例中获得一些具有典型性，或是更加有启发性的结论，为今后常规的报道工作提供指导。

附录

媒体报道与医患关系
调查问卷

　　您好！我们是上海交通大学媒体与设计学院"医患关系的传播因素"项目组成员。很感谢您参与我们的调查，这是一个旨在了解新闻媒体报道与我国医患关系之间互动的研究项目，为改善我国的医患关系提供策略和建议。我们承诺，所有的调查数据仅供研究所用，您不需要担心您的个人信息外泄。再次感谢您的协助！

　　注：除特殊注明外，以下均为单选题

1. a. 请问您每天平均看报纸新闻的时间大约多久？
　　1）几乎不看　　　2）15 分钟以下　　3）16～30 分钟　　4）31～45 分钟
　　5）46 分钟～1 小时　　　　　6）1 小时以上（不含 1 小时）
　　b. 请问您每天平均看电视新闻的时间大约多久？
　　1）几乎不看　　　2）15 分钟以下　　3）16～30 分钟　　4）31～45 分钟
　　5）46 分钟～1 小时　　　　　6）1 小时以上（不含 1 小时）
　　c. 请问您每天平均看网络新闻的时间大约多久？
　　1）几乎不看　　　2）15 分钟以下　　3）16～30 分钟　　4）31～45 分钟
　　5）46 分钟～1 小时　　　　　6）1 小时以上（不含 1 小时）
2. 您一直关注医疗方面的报道吗？
　　1）从不关注　　　2）偶尔关注　　　3）一般　　　　4）经常关注
　　5）总是关注

3. 您比较关注哪些方面的医疗报道？请按关注程度由高到低写下前三个

　1) 医患交流　　2) 医疗技术　　3) 医院环境　　4) 医疗费用

　5) 就医便利程度 6) 医院设备条件

4. 关于医疗方面的新闻，您最主要是通过什么渠道了解到的？

　1) 报纸（含手机报）　　　　　2) 广播

　3) 电视　　　　　　　　　　　4) 网络

　5) 杂志　　　　　　　　　　　6) 与别人交谈

5. 您会主动搜寻医疗相关报道吗？

　1) 几乎不会　　2) 偶尔会　　3) 一般　　　4) 有时会

　5) 经常会

6. 平时您会主动和人讨论相关议题吗？

　1) 经常讨论　　2) 偶尔讨论　　3) 一般　　　4) 很少讨论

　5) 几乎不讨论

7. a. 总的来说，您认为当前我国医患关系是怎样的？

　1) 紧张，双方对立　　　　　　2) 不大好，对立多于合作

　3) 一般　　　　　　　　　　　4) 较好，合作多于对立

　5) 融洽，双方合作

　b. 您认为目前我国每所医院年平均有多少起医患纠纷？

　1) 少于1起　　2) 1~20起　　3) 21~40起　　4) 41~60起

　5) 61~80起　　6) 81~100起　　7) 100起以上

8. 你是从何形成此结论的？

　1) 亲身体会　　2) 与别人交谈　　3) 新闻报道　　4) 电视剧

　5) 网上帖子　　6) 其他

9. 您认为造成我国当前医患关系现状的最重要原因是？

　1) 医生道德低下　　　　　　　2) 医疗体制不完善

　3) 社会法制不健全　　　　　　4) 社会信任缺失

　5) 医院内部管理不善　　　　　6) 新闻媒体的负面作用

　7) 患者对医疗期望值过高　　　8) 其他

10. 就您得到的信息而言，您认为当前我国医患纠纷频繁吗？

　1) 非常频繁　　2) 比较频繁　　3) 一般　　　4) 有点频繁

　5) 几乎没有

11. 您认为在一般情况下，医患纠纷责任归属为：

1）完全在医生 2）多数在医生 3）医患各半 4）多数在患者

5）完全在患者

12. 总的来说，您认为当前我国医院对医患纠纷的处理是否妥当？

1）非常不妥当 2）比较不妥当 3）一般 4）比较妥当

5）非常妥当

13. 您一年平均去几次医院？

1）一次都没有 2）1～3 次 3）4～6 次 4）7～9 次

5）10 次及以上

以 5 分制计算，您的就医体验是（ ）分？

1）1 2）2 3）3 4）4 5）5

您的不满主要是因为？（可多选）

1）费用 2）医生态度（包括问诊时间短、过程潦草、解释不够清楚）

3）就医环境 4）治疗结果

5）流程麻烦 6）其他，请注明

14. 您去医院就诊时，医生让您做的检查，您认为有必要吗？

1）完全不必要 2）有些不必要 3）一般 4）比较必要

5）十分有必要

15. 大医院比小医院的医患纠纷少。您赞同这一说法吗？

1）完全不赞同 2）不大赞同 3）一般 4）比较赞同

5）非常赞同

16. 您担心媒体中报道的医患纠纷事件发生在您的身上吗？

1）几乎不担心 2）偶尔担心 3）一般 4）经常担心

5）总是担心

17. 您认为媒体中报道的医患纠纷事件有没有可能发生在您身上？

1）非常不可能 2）不可能 3）一般 4）可能

5）非常可能

18. 如果您或您的家人在就医过程中发生医患纠纷，您会选择？（可多选）

1）算了，自认倒霉 2）与院方沟通

3）联系媒体 4）到相关部门投诉

5）找外院医生求证 6）其他

19. 您认为"同仁医院徐文医生被砍事件"中患者值得理解吗？
　　1）十分不值得　2）比较不值得　　3）不知道　　　　4）比较值得
　　5）十分值得　　6）没听说过

20. 如果病人送诊后死亡，您认为医院的责任是？
　　1）无论如何，医院应负全部责任　2）医院应负部分责任
　　3）不知道　　　　　　　　　　　4）医院符合规范就没责任
　　5）这是意外，谁也不想

21. 您认为未来我国医患关系会缓和吗？
　　1）肯定不会　2）可能不会　3）一般　　　4）可能会
　　5）肯定会

22. 您会不会因为医患纠纷，就不再相信医生？
　　1）肯定不会　2）可能不会　3）一般　　　4）可能会
　　5）肯定会

23. 您会不会因为医患纠纷，就不去医院就诊？
　　1）肯定不会　2）可能不会　3）一般　　　4）可能会
　　5）肯定会

24. 如果您生病了，您的第一选择是：
　　1）看医生　　　　　　　　2）上网查
　　3）与亲朋好友商量　　　　4）其他

25. 您认为医生能够治愈病人的概率是：
　　1）大于90％　2）71％～90％　3）51％～70％　4）30％～50％
　　5）小于30％

26. 作为一名好医生，以下几项的重要性排序是：
　　1）医术　　　　2）责任心　　　3）态度　　　4）名气
　　5）职称　　　　6）其他，请注明

27. 您最希望从媒体的医患纠纷报道中了解到什么？
　　1）事情结论　2）双方对错　　3）后续解决　4）医院方面的信息
　　5）患者方面的信息

28. 您认为目前的医疗报道可信吗？
　　1）很不可信　2）比较不可信　3）一般　　　4）比较可信
　　5）很可信

29. 您的家人亲戚朋友当中有从事医务工作的吗?

　　1) 没有　　　　2) 有

30. 您的性别为:

　　1) 男　　　　2) 女

31. 您的年龄:

　　1) 20~30 岁　　2) 31~40 岁　　3) 41~50 岁　　4) 51~60 岁

　　5) 60 岁以上

32. 您的学历:

　　1) 小学及以下　2) 初中　　　　3) 高中　　　　4) 大专

　　5) 大学本科　　6) 硕士　　　　7) 博士

33. 您的月收入状况:

　　1) 在校学习/几乎没有收入　　2) 1000 元以下

　　3) 1000~1999 元　　　　　　4) 2000~2999 元

　　5) 3000~3999 元　　　　　　6) 4000~4999 元

　　7) 5000~5999 元　　　　　　8) 6000 元以上

参考文献

［1］ 2010年我国卫生事业发展统计公报［R］. 中华人民共和国卫生部统计信息中心，2011－5－6.

［2］ Alexa门户网站排名［EB/OL］. http：//www. alexa. cn/siterank.

［3］ 艾尔·巴比. 社会研究方法（第十版）［M］. 邱泽奇，译. 北京：华夏出版社，2005.

［4］ 陈超. 议程设置理论的全面解读［D］. 河南：河南大学，2003.

［5］ 陈忆宁. 美国牛肉进口台湾危机中的媒体使用、政治信任与风险感知的关系［J］. 传播与社会学刊，2011（17）.

［6］ 戴元光，陈杰，黄宏. 两岸媒体关于9·11事件报道的对比分析［A］. 第二届中国传播学论坛论文，2002.

［7］ 丹尼斯·麦奎尔，斯文·温德尔. 大众传播模式论（第二版）［M］. 祝建华，译. 上海：上海译文出版社，1993.

［8］ 梅尔文·L. 德弗勒，埃弗雷特·E. 丹尼斯. 大众传播通论［M］. 颜建军，王怡红，张跃宏等，译. 北京：华夏出版社，1989.

［9］ 丁宏英，单小曦. 从符号生产到道德规约-谈拟态环境建构的主体要素［J］. 新闻知识，2007（10）.

［10］ 菲利普·津巴多，迈克尔·利佩. 态度改变与社会影响［M］. 邓羽，肖莉，唐小艳，译. 北京：人民邮电出版社，2007.

［11］ 郭峰，李绍滋，周昌乐，等. 基于词汇吸引与排斥模型的共现词提取［J］. 中文信息学报，2004，18（6）.

［12］ 郭庆光. 传播学教程［M］. 北京：中国人民大学出版社，1999.

［13］ 郭中实. 涵化理论：电视世界真的影响深远吗？［J］. 新闻与传播研究，1997（2）.

[14] 黄旦. 传者图像：新闻专业主义的建构与消解［M］. 上海：复旦大学出版社，2005.

[15] 雷畅，张思远. 医患冲突中患方责任的认知差异性调查分析［J］. 医学与哲学：人文社会医学版，2009（5）.

[16] 李普曼. 舆论学［M］. 林珊，译，北京：华夏出版社，1989.

[17] 刘岱淞. 主流媒体对医生形象的建构研究［D］. 上海：复旦大学，2010.

[18] 刘佳. 心理学原理在医疗纠纷处理中的应用研究［D］. 贵州：贵州师范大学，2004.

[19] 刘兰秋，王晓燕，吴利纳，等. 域外医患关系的现状及成因探析［J］. 中国医院，2011，15（3）.

[20] 刘玉. 简论李普曼的新闻传播思想［J］. 东南传播，2009（4）.

[21] 鲁杨，王晓燕，梁立智，等. 医务人员和患者眼中的医患关系［J］. 中国医学伦理学，2009，22（3）.

[22] 罗杰·D. 维曼，约瑟夫·R. 多米尼克. 大众媒介研究导论［M］. 金兼斌，等，译. 北京：清华大学出版社，2005（7）.

[23] 罗杰·维曼，约瑟夫·多米尼克. 大众媒体研究导论［M］. 北京：清华大学出版社，2005.

[24] 罗文辉. 精确新闻报道［M］. 台北：正中书局，2005.

[25] 麦克·摩根，詹姆斯·尚翰，龙耘. 涵化研究的两个十年（上）［J］. 现代传播，2002（5）.

[26] 潘忠党. 架构分析：一个亟需理论澄清的领域［J］. 传播与社会学刊，2006（1）.

[27] 彭曼. 我国近期报纸医生的传媒形象研究［D］. 武汉：华中科技大学，2007.

[28] 琼恩·基顿. 传播研究方法［M］. 张国良，邓建国，译，上海：复旦大学出版社，2009.

[29] 全国 13 所高等院校社会心理学编写组. 社会心理学［M］. 天津：南开大学出版社，2008.

[30] 数字人文、内容与文本分析、人文社会科学研究平台 ROST CM［EB/OL］. http：//h. ibaidu. com/rostcm/.

[31] 陶月玉，钱介荣，庄永忠，等. 信息不对称对医患关系的影响及应对策略［J］. 中国医院，2004（1）.

[32] 田文华. 卫生服务诱导需求理论［J］. 解放军医院管理杂志，1995（4）.

[33] 王跃平，吕凡，梁国平，等. 医院外部和谐度评价模型的构建［J］. 中

国医院管理，2009，29（4）.

[34] 沃尔特·李普曼. 公众舆论 [M]. 阎克文，江红，译. 上海：上海人民出版社，1922.

[35] 沃纳·塞佛林，小詹姆斯·坦卡德. 传播理论：起源、方法与应用 [M]. 郭镇之，主译. 北京：华夏出版社，2000.

[36] 吴敏敏，梅人朗. 美国九所医学院校 1027 名医学生就医行为的调查研究 [J]. 国外医学，2001（1）.

[37] 谢利·泰勒，利蒂希亚·安妮·佩普卢，戴维·西尔斯. 社会心理学 [M]. 崔丽娟，王彦，译，上海：上海人民出版社，2010.

[38] 任学宾. 信息传播中内容分析的三种抽样方法 [J]. 图书情报知识，1999（3）.

[39] 游美惠. 内容分析、文本分析与论述分析在社会研究的运用 [J]. 调查研究，2003（8）.

[40] 约翰·费斯克. 传播符号学理论 [M]. 张锦华，译. 台北：台湾源流出版公司，2005.

[41] 臧国仁. 新闻报道与真实建构：新闻框架理论的观点 [J]. 传播研究集刊，1998（3）.

[42] 张琪，王秀峰. 信息部队称条件下医生职业行为的激励与约束 [J]. 北京劳动保障职业学院学报，2009.

[43] 张茜茜. 沉默的天使——论大众媒体医务人员话语权的缺失 [Z]. 2006 中国传播学论坛论文.

[44] 张仁尧. 医疗纠纷互换社会理解和法制 [J]. 法院领导决策参考，2002，（8）.

[45] 赵敦华. 西方哲学简史 [M]. 北京：北京大学出版社，2001.

[46] 赵建国. "拟态环境" 与人类的认识和实践活动 [J]. 新闻界，2008（4）.

[47] 中国消费者协会 [EB/OL]. http：//www. cca. org. cn/.

[48] 中国消费者信息网 [EB/OL]. http：//www. cca. org. cn/web/xfxx/picShow. jsp? id＝55918.

[49] 中华人民共和国卫生部 [EB/OL]. http：//www. moh. gov. cn.

[50] BAKER R F, STREATFIELD J. What type of general practice do patients pre-fer? Exploration of practice characteristics influencing patient satis-faction [J]. British Journal of General Practice, 1996, 45（401）.

[51] BALL-ROKEACH, S J, DEFLEUR, M L. A dependency model of mass media effects [J]. Communication Research, 1976, 3（1）.

[52] BELL L, SEALE C. The reporting of cervical cancer in the mass media：a

study of UK newspapers [J]. European Journal of Cancer Care, 2011, 20 (3).

[53] BELL, R A, WILKES, M S, KRAVITZ, R L. Advertisement-induced prescription drug requests-Patients' anticipated reactions to a physician who refuses [J]. Journal of Family Practice, 1999, 48 (6).

[54] CONARD, P. Public eyes and private genes: Historical frames, news constructions, and social problems [J]. Social Problems, 1997, 44 (2).

[55] DEFLEU, M L, BALL-ROKEACH, S. Theories of mass communication [M]. 5th ed. New York: Longman, 1989.

[56] E·GOFFMAN. Framing Analysis Am Essay on the organization of experience [M]. NewYork: Harper & Row, 1974.

[57] EYSENBACH, G. From intermediation to disintermediation and apomediation: new models for consumers to access and assess the credibility of health information in the age of Web2.0 [J]. Studies in health technology and informatics, 2007, 129 (1).

[58] FITZPATRICK R. Surveys of patient satisfaction: I-important general considerations [J]. British Medical Journal, 1991, 302 (13).

[59] FOWLER, F.J. Survey research methods [M]. 3th ed. CA: Sage Publications, 2002.

[60] HAWKINS, PINGREE. Divergent psychological processes in constructing social reality from mass media content [J]. Culitivation Analysis, Newbury Park, 1990.

[61] IBARRA, P R, KITSUSE, J I. Vernacular constituents of moral discourse: An interactionist proposal for the study of social problems [M]. 2th ed. J.A. Holstein, G. Miller. Reconsidering social constructionism: Debates in social problems theory, New York: Aldine de Gruyer, 2008.

[62] JANIE BARBO, NICOLAS DODIER, The emergence of a public third party within the doctor-patient relationship: the HIV epidemic example [J]. Sciences Sociales et Santé, 2000, 18 (1).

[63] JESSIE QUINTERO JOHNSON, CATLAINN SIONEAN, ALLISON M SCOTT. Exploring the presentation of news information about the HPV vaccine: a content analysis of a representative sample of U.S. newspaper articles [J]. health Communication, 2011, 26 (6).

[64] KYUNG HOON KIM, KYUANG HOON KIM, EUNJU K O, et al. A

Model of adoption of digital multimedia broadcasting（DMB）service: Comparisons in Korea, Japan, and Germany ［J］. Psychology &Marketing, 2008, 25（8）.

［65］ LATRONICO, NICOLA, Quality of reporting on the vegetative state in Italian newspapers. The case of Eluana Englaro ［J］. PloS One, 2011, 6 （4）.

［66］ LEWIS, N, GRAY, S W, FRERES, D R, et al. Examining cross-source engagement with cancer-related information and its impact on doctor-patient relations ［J］. Health Communication, 2009, 24（8）.

［67］ MARCANTONI, C, BRESSANELLI, M, ORIZIO G, et al. Health on front page: a content analysis of the main Italian newspapers in two months of 2009 ［J］. 2011, 23（2）.

［68］ MATTHEW, THILO. Reporting trends of spinal cord injury research representation: a media content analysis ［J］. Disability Health Journal, 2011, 4（2）.

［69］ MERCURIO, R, ELIOTT, J A. Trick or treat? Australian newspaper portrayal of complementary and alternative medicine for the treatment of cancer ［J］. Supportive Care in Cancer, 2011, 19（1）.

［70］ NEWCOMB, T. 'An approach to the study of communicative acts' ［J］. Psychological Review, 1953, 60.

［71］ PASSALACQUA, R, CAMINITI, C, SALVAGNI, S, et al. Effects of media information on cancer patients' opinions, feelings, decision-making process and physician-patient communication ［J］. Cancer, 2004, 100 （5）.

［72］ PROSSER H. Marvelous medicines and dangerous drugs: the representation of prescription medicine in the UK newsprint media ［J］. Public understanding of science 2010, 19（1）.

［73］ QUIST, N. Social media and interpersonal relationships: for better or worse ［J］. Journal of Clinical Ethics, 2011, 22（2）.

［74］ RACHUL, CHRISTEN M, RIES N M, CAULFIELD T. Canadian newspaper coverage of the A/H1N1 vaccine program ［J］. Canadian Journal of Public Health, 2010, 102（3）.

［75］ REID, A J, MALONE, PSC, Plastic surgery in the press ［J］. Oxford, Elsevier SCI Ltd. 2008, 61（8）.

［76］ RYAN GORY W, BERNARD H RUSSELL. Data management and analysismethods ［A］. InI Handbook of Qualitative Research ［C］. 2th ed. Thousand Oaks, California: Sage Publications, Inc, 2000.

[77] SCHLESINGER, P. From production to propaganda? [J]. Media Culture and Society, 1989, 11.

[78] SHEPHERD E, SEALED C. Eating disorders in the media: the changing nature of UK newspaper reports [J]. Eur Eat Disord Rev, 2010, 18 (6).

[79] STEVENS, J. Applied multivariate statistics for the social sciences [M]. 3th ed. Mahway, NJ: Lawrence Erlbaum, 1996.

[80] TABACHNICK, B. G. , FIDELL, L. S. Using multivariate statistics [M]. 4th ed. Needham Heights, MA: Allyn an Bacon, 2000.

[81] WAHL, F. O. Words and laughter. Media madness-Public images of Mental Illness [M] . New Brunswick, NJ: Rutgers University Press.

[82] WILSON, A J, BONEVSKI, B. Deconstructing cancer: what makes a good-quality news story? [J]. Pyrmont, Australia med publ co Ltd, 2010, 19 (11 - 12).

索　引

后 记

本项研究工作八年来，我国的医疗卫生事业又有了一定的发展和进步。根据《2019年我国卫生健康事业发展统计公报》截至2019年底，我国全国医疗卫生机构数逾100万个，其中医院为3.4万个，卫生人员数为1292.8万人，其中执业医生386.7万人，床位数达880.70万张。2019年全年诊疗人数为87.2亿人次，居民平均就诊次数为6.2次，呈逐渐增多趋势。医师日均担负诊疗人次为7.1，其中公立医院为7.6，说明居民对于医疗的需求仍在不断增长。2019年的卫生总费用为65195.9亿元，其中政府卫生支出为17428.5亿元。人均卫生费中门诊病人人均费用为290.8元，主要增长在于药费，检查费用基本维持稳定。住院病人人均费用为9848.4元，同样主要增长在于药费。

在每千人医疗资源方面，每千人拥有医师为2.77名，护士3.18名。每千人拥有的病床数为6.30张。与2011年相比，每千人拥有的医师数明显增加，病床数为增多。换句话说，病人相对而言能享受到医生更为细致的诊治，住院的难度则有所降低。

根据卫健委的报告，我国医疗纠纷数量连续五年下降，与诊疗服务量相比，医患纠纷发生率较低。但是因为我国诊疗人数基数大，对此不能掉以轻心，而且这些医患纠纷的影响恶劣，严重影响了医疗工作的开展和医疗事业的发展。而根据公开资料，医患纠纷中真正属于医疗事故的纠纷不到5％，因此，研究医患关系中的观念现实、符号现实和客观现实依然有着其现实意义。

　　在本书落笔之际，我谨在此，向那些我需要感谢的人一一致敬。

　　感谢我的恩师张国良教授。承蒙老师不弃收我为徒，因自己的愚钝，在本书写作过程中，遇到不少问题，都是老师不厌其烦地点拨令我醍醐灌顶，茅塞顿开。感谢我的师母龚向群老师，她的时时关怀和鼓励让我在遇到困境的时候能够坚持下来。

　　其次，感谢李本乾教授，他的博士论文珠玉在前，给本书提供了很多有益的指导。

　　最后，感谢我的家人和朋友，他们一直是我学习道路的坚强后盾。